Ursula Schüller

Steig ein und komm mit

Ein Geschenkkorb ans Leben

Mein Geschenk an dich

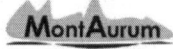

Ursula Schüller
Steig ein und komm mit!
Ein Geschenkkorb ans Leben
Mein Geschenk an dich
Info.steigein@web.de

MontAurum Verlag
Dr. Stephanie Bergold, Bremen
www.montaurum.de info@montaurum.de
Verlagsnummer: 3-937729

4. Auflage, 2015

Lektorat, Satz und Layout:
Lektorat SprungChance, Dr. Stephanie Bergold
www.lektorat.sprungchance.de

Umschlaggestaltung:
Jeanette Gondlach, Bremen

Druck in Germany

ISBN 978-3-937729-37-4

Haftungsausschluss:
Ob du die in diesem Buch dargelegten Informationen nutzt oder nicht, liegt ausschließlich in deiner Verantwortung.
Ebenso wie kein Arzt oder Heilpraktiker dir im Falle einer Krankheit die Verantwortung für deine Entscheidung abnehmen kann und darf, ob und mit welchen Maßnahmen du dich behandeln lässt.
Dieses Buch kann und soll dich zum Nachdenken anregen.
Es ersetzt im Zweifelsfall keine Untersuchung und therapeutische Maßnahme durch einen erfahrenen Arzt oder Heilpraktiker.
Eine Haftung der Autorin oder des Verlages sind für deine Entscheidungen hiermit ausgeschlossen.

Liebe Laura,

dieses Buch schreibe ich mit tiefem Dank an dich!

Du hast einen Meilenstein ins Rollen gebracht ...

Einige Tausend Menschen werden das Buch lesen und es wird sie inspirieren, über ihr Leben nachzudenken.

Ohne dich, liebe Laura, wäre es nie geschrieben worden!

.

Inhaltsverzeichnis

Bin ich am Ziel?

Nee, da geht noch was!
Nun ja, ich bin jetzt 62, wir schreiben das Jahr 2014. Mit 35 traf ich den Entschluss, meinem Leben eine Wende zu geben. Das Bisherige konnte nicht alles gewesen sein.

Meine Tage verliefen planbar, morgens mit dem Auto zur Arbeit – Stempeluhr. Abends Stempeluhr und zurück nach Hause, dazwischen hoch verantwortliche Arbeit am Schreibtisch. Gelder in Millionenhöhe verwalten für ein Tochterunternehmen eines großen Chemiekonzerns. Damals machte ich mir noch nicht so viele Gedanken darüber, wohin die Gelder fließen. Eigentlich war alles ganz okay, mein Chef war zufrieden mit meiner Arbeit, es gab ein paar nette Kollegen, einige hatten schreckliche Parfüms, andere einen Buckel vom Dienen und Verneigen. Mein Gehalt war hoch genug, um mir im Außen alles leisten zu können, was ich haben wollte. Die Klimaanlage zog mir regelmäßig ins Genick und sechs Wochen Urlaub erschienen mir zu wenig.

Ich hatte noch 30 Berufsjahre vor mir. Meine älteren Kollegen gaben mir eine leise Ahnung, wie es mir später einmal ergehen würde, und ich wusste, so will ich das nicht! Noch 30 Jahre Kantinenessen, in spätestens zehn Jahren Bluthochdrucktabletten, Cholesterinsenker, dann Diabetes II, um schließlich mit steifen Gelenken in Rente zu gehen und mich beim wöchentlichen Rollatortreffen im Seniorencafé wiederzufinden.

Nein, nein, einen richtigen Sinn konnte ich darin nicht sehen, ich meine so im Sinne von: Warum bin ich auf der Welt? Was trage ich bei?

Babys, die schon geboren sind

Ich liebe Babys, vor allem die, die schon geboren sind.
Jetzt brauchte ich nur noch eines zu finden, das bereit war, zu mir zu kommen, zu mir, einer Frau, die keine Ahnung vom Umgang mit Babys hat.
Immerhin, ich war so weit, mein Stöckelschuh-Minirockoutfit einzutauschen gegen einen gepflegten Schicke-Mama-Freizeitdress.

Dann war sie da, Laura. Zehn Monate schon auf der Welt, als ich sie zum ersten Mal in meine Arme nahm. Von ihr ging ein seltsamer Zauber aus, der meine Seele zutiefst berührte.

Wenn ich jetzt meinen Verstand eingeschaltet und die Vernunft hätte siegen lassen, dann hätte ich sie in die Obhut der Pflegefamilie zurückgegeben. Denn es war abzusehen, dass sie ihr ganzes Leben lang behindert sein würde und eine intensive Hilfestellung brauchte.
Doch da gab es einen besonderen Kontakt zwischen uns, der mir nun – in diesem Augenblick – keine Wahl mehr ließ. Am 5. Oktober 1986 traf ich die wohl bedeutsamste Entscheidung meines Lebens und sagte JA.

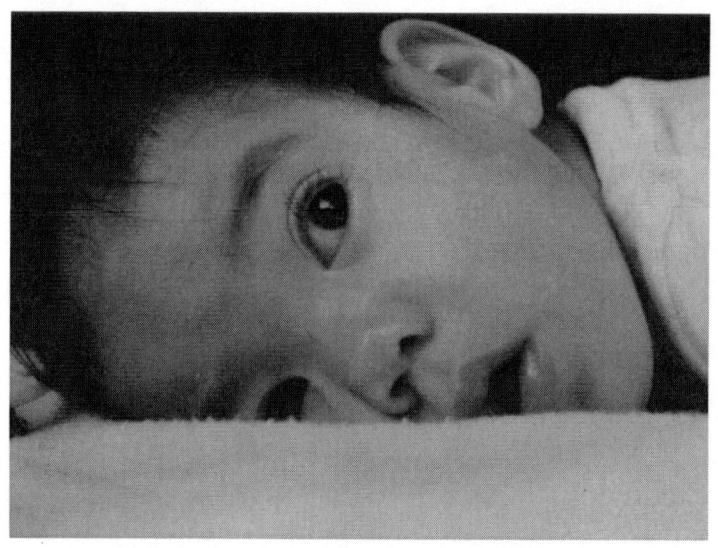

Nun hatte ich noch immer keine Ahnung von Babys, von behinderten Kindern noch weniger. Kater Jackomo legte sich beschützend zu ihr und ich wusste: „Das kriegen wir hin"! Mein Leben bekam keine Wende von heute auf morgen – nein, es bekam einen Wendehammer: Höhen, so hoch, und Tiefen, ganz tief ...

Da kommt so ein kleines Wesen auf die Welt und unterbricht sämtliche Denkstrukturen, die sich über Generationen hinweg eingenistet hatten. Sie fordert zu neuem Denken auf, zeigt mir Ebenen unseres Seins, die mir bisher verborgen schienen.
Laura wurde einer meiner größten Lehrer ...

Sie war als „Frühchen" auf die Welt gekommen, mit 1130 g, in der 28. Woche geboren in einem Auto, die Mutter über

Nacht verschwunden. Sie hatte es wohl nicht gepackt. Laura überlebte und verbrachte die ersten drei Monate ihres Lebens auf der Frühgeborenen-Intensivstation. Mit 52 Beatmungstagen und Hirnblutungen 3. Grades bekam das kleine Gehirn einige nicht zu reparierende Schäden. Fürs Überleben wurde alles getan, noch wusste niemand, was mit ihr geschehen sollte, wenn sie das Krankenhaus verlassen konnte.

Es gab eine Pflegefamilie, die sich ihrer liebevoll annahm, bis zum endgültigen Umzug.

Sie war eine winzige, starke Persönlichkeit. Ihre sanfte Haut leicht getönt und weich wie Seide, Haare blauschwarz glänzend wie aubergine, braune fragende Augen – weiß eingebettet in eine tiefgründige Mandelform. Der asiatische Anteil in ihr offenbarte sich von der väterlichen Seite. Lediglich ein dickes rotes Haar der Mutter setzte sich an einer Stelle immer wieder durch.

Ich lernte alle Fördermaßnahmen kennen, die mir von Fachleuten angeraten wurden: Voita- und Bobath-Training, Ergotherapie, Tomatis-Wahrnehmungstraining in Paris, Manualtherapie bei Koscziavkin in der Ukraine, Doman-Delacato-Training in Antwerpen, Cranio-Sacral-Therapie in Santa Fee/New Mexico, Meerwasserauftriebs-Therapie in Auggen, Kommunikationstraining im Klinikum Mainz usw. Auch Bioresonanz, Reiki, Geistheilung, Bruno Gröning etc. standen auf dem Tagesplan.

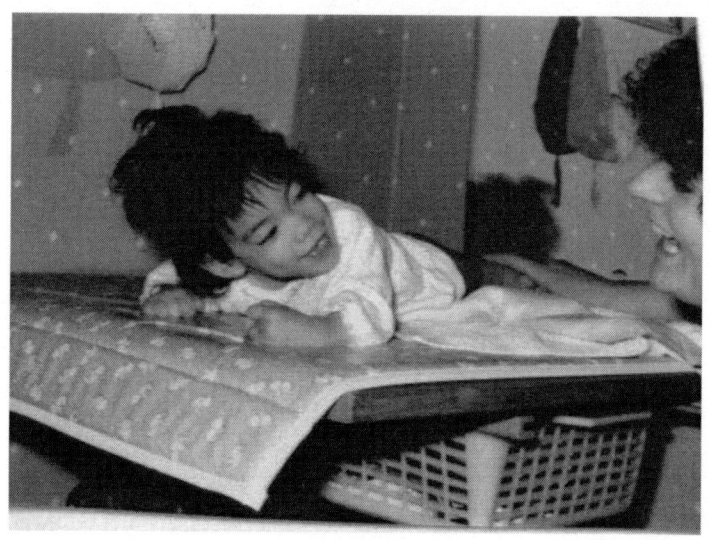

Mit der Zeit fragte ich mich: „Wo ist die Grenze der Zumutung für das Kind, ab wann ist ihr So-Sein ausreichend"? Wie oft mag sie sich wohl so gefühlt haben, als sei sie nicht gut so, wie sie ist? Wann ist genug?

Irgendwann durfte alles so sein und bleiben, wie es ist: ihr Körper, der so vieles nicht konnte, was wir alle können – und ihr Geist, der uns so viel Weisheit auf die Erde bringt. Und bei all dem, wie steht es um meine Kraft, ständig in Verantwortung zu sein für einen Menschen, keine Nacht durchzuschlafen, oft bangend am Krankenbett zu sitzen, nach Lösungen suchend?
Es geht, es geht immer irgendwie. Weil es die Glücksmomente gibt, die Herz und Seele wieder in Einklang bringen.

Es dauerte vier Jahre, bis ich mithilfe einer besonderen Kinderärztin den Wandel von Krankheit hinüber zur Gesundheit mit alternativen Behandlungsmethoden geschafft hatte. Als Laura im Alter von zehn Monaten zu mir kam, war sie bereits am Ductus botalli operiert, war mehrfach geimpft, wegen Krampfanfällen eingestellt auf Antiepileptika und bekam regelmäßig Fluortabletten. (Ich Esel habe sie ihr weiterhin gegeben, da ich es noch nicht besser wusste.) Sie hatte einen Medikamentenkoffer dabei, der ihr sicherlich im Kampf zwischen Leben und Tod mehrfach nützlich gewesen war.

Dafür bin ich bis heute zutiefst dankbar. Ich sollte noch lernen, wann Notfallmedizin gefordert ist und wann Naturheilkunde ihre Wirkung zeigen darf.

Ich hatte 24 Stunden pro Tag mit dem Kind, viel Zeit zum Nachdenken und Umdenken. Sie bohrten in mir, die vielen Fragen: Warum ist ein Mensch nicht gesund, wenn er doch so viele Medikamente „gegen" etwas nimmt? Wo bleibt die ganze Chemie, wird sie ausgepinkelt ins Grundwasser oder verbleibt sie im Körper, oder von beidem etwas?

Was braucht ein Mensch, um körperlich, geistig und seelisch gesund zu sein? Wo sind die Grenzen der Schulmedizin? Wo sind meine Grenzen der Selbstüberschätzung bzw. die Grenzen des Glaubens an göttliche Hilfe und natürliche Mittel? Was kann ich tun? Die Antwort war: Lernen, lernen, lernen und niemals aufgeben. Stets Beobachter sein und bereit, alles anzuschauen, was es gibt und herausfinden, was zu mir passt, was im Einklang mit mir tanzt. Dann würde es ein gemeinsamer Tanz mit Laura werden.

So war es dann 17 Jahre lang ...

Ich lernte zu nehmen, was kommt. Es hilft mir sehr, unangenehme Situationen im Leben so ruhig wie möglich zu betrachten und das Für und Wider aller Möglichkeiten wirken zu lassen bis zur Entscheidungsfindung.

Das geht nicht immer – noch nicht –, aber wann immer es mir gelingt, erkenne ich im Nachklang den Sinn dessen, was geschah. So steht am Ende immer ein Licht.

***

Laura ist inzwischen 29 Jahre alt. Sie lebt seit dem 18. Lebensjahr in einer Wohngruppe mit anderen behinderten Menschen zusammen. Das war mein Ziel. Die neue Heimat hatte ich sorgsam ausgesucht. Schon früh hatte ich begonnen, diesem Ziel nachzugehen. Meine Idee ging dahin, ihr ein Erwachsenenleben zu ermöglichen mit Menschen, die sie bereits seit vielen Jahren kennt. Wer bot sich da besser an als ihre Mitschüler?

Ich ging von Pontius zu Pilatus, gründete mit anderen Eltern den Verein „Wir Mittendrin", fand ein geeignetes Grundstück zum Bau eines Wohnhauses, durch eine Annonce fand sich eine Trägergesellschaft, der Landschaftsverband spielte mit und der Kölner Oberbürgermeister übernahm die Schirmherrschaft. Als Förderverein trommelten wir viel Geld zusammen. In fünf Jahren stand das Haus. Ich hörte später, dass ein solches Projekt von der Planung bis zur Fertigstellung normalerweise mindestens zehn Jahre dauert. Laura zog niemals ein. Es gab Unstimmigkeiten unter den Eltern und einiges, was mir nicht gefiel.

Parallel zu dieser Aktivität war ich stilles Mitglied eines anderen Projekts mit anderen Eltern. Dort führte ich Laura langsam ein.

Sie hatte ihn mir leicht gemacht, den Übergang ohne Tränen, ein bisschen Wehmut vielleicht. Sie verstand, warum es jetzt an der Zeit war: Mama brauchte noch mal ein anderes Leben. Auch mein damaliger Mann, der alles liebevoll begleitete, sehnte sich nach seinem Leben.

* * *

Unsere nonverbale Sprache funktioniert. Ich hatte 17 Jahre lang Zeit, andere Kommunikationsformen zwischen Menschen zu erlernen als nur die Sprachform. Laura spricht nicht mit Worten, sondern hat eine ausgeprägte Körpersprache: lachen, weinen, Augenaufschlag, verweigern, zustimmen, freuen, Zähne knirschen, traurig sein, wohlig fühlen, unwohl fühlen bis hin zum Krankheitsgefühl und schreien. Sie lebt im Rollstuhl, kann nicht allein stehen oder sitzen, wird gefüttert und gewickelt. Sie kann's nicht gezielt zeigen, wenn was weh tut. Sie kann sich nicht kratzen, wenn's juckt.

Mein größte Herausforderung in unserer gemeinsamen Zeit lag stets darin, herauszufinden, was und wo es wehtat, was los war, wenn sie schrie. Welche Körperstelle war betroffen? Durch vorsichtiges Tasten, Fühlen, Horchen bekam ich erste Hinweise. Ich probierte Dinge aus, die als Hokuspokus bezeichnet werden. Im tiefen Zugewandtsein fing ich an zu pendeln, zunächst über dem Körper, dann pendelte ich verschiedene Kräutermittel oder Homöopathie aus. Die Mittel, die eine Zustimmung fanden, verabreichte ich ihr dann. Es funktionierte immer häufiger und wenn

10

nicht, dann hatte ich wieder zu lernen und weitere Grenzen fallen zu lassen. Bald konnte ich fühlen, was sie fühlt. Für einen kurzen Moment. Es ist anstrengend, den Schmerz eines anderen Menschen zu fühlen.

Dankbar habe ich mir diese Fähigkeit bewahrt und möchte sie nicht mehr missen. Wer weiß, was sich bis zum Ende meines Daseins noch weiter entwickeln darf. Ich bleibe neugierig und vertraue meinem Gefühl, es ist die höchste Instanz. Sobald ich meinen Verstand dazu schalte, fangen die Abwägungen an, die kleinen Teufelchen aus alten Glaubenssätzen und gesellschaftlich etablierten Normen.

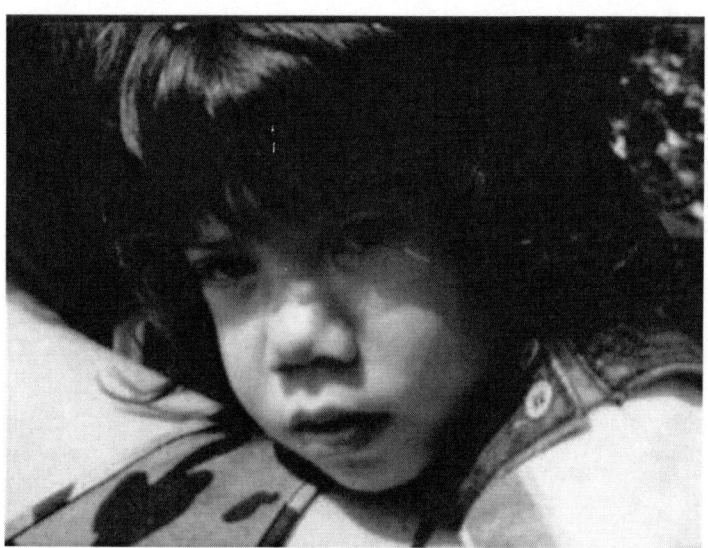

Lauras Anderswelt

Eintrag ins Fotoalbum 1989, als Laura 4 Jahre war:

An meine Tochter

Was siehst du, mein Kind, wenn deine schönen Augen mich streifen – du aber stumm bleibst?
Was denkst du, meine Kleine, wenn der Trubel der Welt uns alle erfasst – du aber sehr viel Zeit hast?
Was fühlst du, meine Tochter, wenn Zuneigung dich umgibt – deine Finger aber weiter im Sand spielen?
Was hörst du, mein Herz, wenn Sturm losbricht, unsere Herzen sich versteinern – du aber immer noch lächelst?
Wie ist der Geruch in deiner Nase, meine Schöne, meine Liebe, wenn die Luft verpestet ist – und wir alle schon längst genug davon haben?
Wie groß ist deine Traurigkeit, meine Seele, wenn du weinst, meine Geduld für dich nicht ausreicht und deine Arme und Beine dir nicht gehorchen?
Wie empfindest du die Angst, meine Kleine, wenn alle um dich herum Angst um dich haben – du aber immer noch leise lächelst?
Woher nimmst du deine Fröhlichkeit, deine Gelassenheit, mein süßes Kind, wenn ich längst erschöpft bin?
Und woher kommt deine Kraft, geliebtes Kind, die mir pausenlos zuströmt – damit ich dich immer noch mehr liebe?

Mama

Wenn Laura in ihrer Anderswelt, in der Welt zwischen den Welten war, legte ich mich zu ihr und bat sie, mich einzuladen in das Reich ihrer Sinne. Sie kann weiße Wände und Zimmerdecken anschauen, sich darin verlieren und lachen, während sie mit anderen, für die meisten von uns nicht sichtbaren, Wesen kommuniziert. Dann – in dieser Stille – wurde auch für mich manches sichtbar ...

* * *

Es ist leicht nachvollziehbar, dass jeder Mensch das gesamte Wissen des Universums in sich trägt, warum sollte ich mir Grenzen setzen?

Die DNA ist ein Leben lang formbar. Die westliche Wissenschaft kann bisher nur 4 % der Gene aus der DNA ablesen, der Rest ist stillgeschaltet. Da lediglich dieser Anteil zum Aufbau von Proteinen genutzt wird, können Genforscher auch nur diese 4 % untersuchen und katalogisieren. Die gesamte Regulationsinformation sitzt hier und wird von der Umwelt getriggert. Über den großen Teil der still geschalteten Introns weiß man nichts. Kurzerhand nennt man die restlichen 96 % einfach Junk-DNA oder Datenmüll. Das ist doch sonderbar, nicht wahr? Um nicht zu sagen: arrogant.

Interessanterweise haben die russischen Wissenschaftler zurzeit die Nase vorn. Sie sind dem Phänomen der Hyperkommunikation auf der Spur und entdeckten in diesem „Datenmüll" eine vernetzte Intelligenz, die dem gesamten Informationsspeicher und der Kommunikation auf allen Ebenen des Seins dient. Dies kommt meinen

Wahrnehmungen sehr nahe und erklärt mir die Hellsichtigkeit, die Telepathie, Fernheilung oder den Heilstrom nach Bruno Gröning. Ich deute diese Erkenntnis auch als Erklärung dafür, dass man in tiefsten Meditationen überall hin kann ohne Begrenzung, in jede – auch kranke – Zelle.

Mehr und mehr verdichten sich die Merkmale, wie sehr genormt wir Menschen im Denken und Handeln sind. Irgendwelchen Trends laufen wir kollektiv hinterher. Wer sich am lautesten präsentiert, der übernimmt die Führung und gibt vor, was gerade angesagt ist. Wer nicht mitmacht, kann sehr schnell ins Abseits geraten. Im Alltag erleben wir, wie hierdurch ein starker Druck aufgebaut wird, der das individuelle Leben enorm beeinträchtigt. Insbesondere die Jugend ist schutzlos, wenn wir sie nicht unterstützen.
Aus diesem System habe ich mich inzwischen weitestgehend ausgeklinkt und fühle mich damit glücklich und frei, so kann ich ICH sein ... herrlich!

* * *

Wenn Laura so krank war, dass ich keinen Rat mehr wusste, sollte ein Arzt möglichst herausfinden, was zu tun war. Keine leichte Aufgabe, wie sich immer wieder herausstellte. Wenn ein Mensch keine Rückmeldung gibt, ist so mancher Mediziner leicht überfordert. Es bleiben ihm dann nur noch die bildgebenden Instrumente, wie z. B. Sonografie, Röntgen, CT, MRT oder Blutbild. Zur Abschirmung gibt's dann ein Antibiotikum oder Cortison als Mittel der Wahl. Wir hatten einen Dorfarzt, dessen Diagnosen durch Abtasten und Horchen häufiger stimmten als die der modernen Krankenhausärzte. Ich musste ihm stets versprechen, die von ihm verordneten Medikamente auch zu geben ... hmm.

Da Laura noch so winzig war, konnte ich sie ohne Probleme auf einem kleinen Wickeltisch waschen und pflegen. Es war ein variabler Tisch, der auf die Badewanne aufgelegt wurde. Eines Tages fiel mir eine Cremedose mit lautem Knall in die leere Wanne. Laura erschrak nicht!
Ich versuchte noch einmal mit Absicht, einen lauten Knall hinter ihrem Rücken zu provozieren, sie erschrak nicht. Konnte es ein, dass sie schwerhörig ist und es bisher niemandem aufgefallen war?

Ein langer Untersuchungstag an der Uniklinik stand dem Kind und mir bevor. Sie musste ruhig liegen, um die Hirnströme messen zu können. Sie sträubte sich natürlich und musste in Halbschlaf versetzt werden.
Nach acht Stunden war es so weit. Ein junger Arzt kam auf den Flur, auf dem ich schon eine Weile hungrig und durstig hin und her ging und sagte zu mir:
„Tut mir leid, Ihr Kind ist taub. Absolut kein Hörvermögen!" Er drehte sich verunsichert, ja, fast hilflos um und ging zurück in sein Zimmer. In diesem Moment war niemand aus der Erwachsenenwelt bei mir, der mich aus der Starre hätte befreien können. Langsamen Schrittes ging ich mit dem Kind zum Auto, hielt es auf meinen Schoß und gab der Erschöpfung einfach nach.
Später, viele Jahre später, absolvierte ich im Rahmen meiner Berufsausbildung Seminare unter dem Titel „Gesprächsführung mit Patienten".

Krankheit in Gesundheit verwandeln

Zum Glück fand ich nach wenigen Monaten eine Kinderärztin, die sich auf ihre Fähigkeiten, auf ihren inneren Arzt, verließ. Sie wurde die Ärztin meines Vertrauens. Ich war jede Woche dort, wir beide wurden ein Team. An ihr schätzte ich besonders, dass sie mir stets das Für und Wider einer Behandlung erklärte, sodass ich Entscheidungen treffen konnte. Seitdem unterscheide ich zwischen „Arzt" und „Mediziner". Das ist für mich nicht dasselbe. Im Laufe der Jahre setzte ich mich mit einigen Themen auseinander, insbesondere mit der viel diskutierten Kernfrage rund ums Impfen. Um es kurz zu machen: Ich entschied mich dagegen und bin bis heute heilfroh, dem behördlichen Druck Stand gehalten zu haben. Lieber gehe ich den Weg, sowohl das Immunsystem als auch das Redoxpotenzial (Versorgung und Zellschutz) stabil zu halten, sodass sich der Körper mit den Erregern, die ihn gerade erwischen, erfolgreich auseinandersetzen kann. Das klappt seit über 20 Jahren hervorragend. In meiner Wahrnehmung können Impfungen für den noch nicht ausgebildeten Dünndarm eines Säuglings in der dort innewohnenden Zellinsel des Immunsystems eine nicht beherrschbare Reizüberflutung sein. Was einmal drin ist, ist drin und schwierig wieder rauszuholen. Inzwischen gibt man ja bis zu Neunfach-Erreger-Impfungen in den Körper eines Säuglings! Über den Sinn und Unsinn einer Impfung kann man gerne geteilter Meinung sein.

Wenn ich gefragt werde, empfehle ich den Eltern stets, sich in aller Ruhe über die Herstellungsverfahren und Inhaltsstoffe der geplanten Impfung genauestens zu informieren. Immerhin, neben den Viren, Bakterien (tote oder abgeschwächte) enthalten die Impflösungen in der

Regel eine Reihe von Zusatzstoffen, die sich toxisch auswirken können. So werden für die Züchtung der Erreger z.B. Kulturen embryonaler Hühnerzellen oder anderer Tiere genommen (Meerschweinchen, Affen, Pferde etc.) und auch menschliche Krebszellen! Bisher wurde kein Nachweis erbracht, dass diese Zellen – auch HeLa-Zellen genannt, keine Krebsinformation auf den zu impfenden Organismus übertragen. Ein großer Wachstumsmarkt ist inzwischen auch in der gentechnischen Herstellung von Impfstoffen zu beobachten. Als wäre das alles noch nicht risikoreich genug, werden weitere Stoffe als Wirkungsverstärker zugesetzt wie Aluminiumphosphat oder Aluminiumhydroxid, die quecksilberhaltige Verbindung Thiomersal, Formaldehyd, Chloroform und Polysorbate. Wer will das im Körper haben, wer will das im Gehirn haben?

Metalle sind hirnschrankengängig ...

Wie schön, dass wir uns entscheiden können und das Geschäft mit der Angst nicht zwingend bedienen müssen!

***

Laura war so häufig schwer krank, dass sie kaum an Gewicht zunahm. Manchmal telefonierten die Ärztin und ich nachts. Ich weiß nicht mehr, wie oft ich in innerem Aufruhr war und den Zeitpunkt nicht verpassen durfte im Wechselspiel zwischen „Sie schafft es ohne" oder „Sie braucht jetzt doch die Chemiekeule" oder gar den Notarzt. Das war die schlimmste Zeit und diese zog sich über die ersten vier Jahre hin.

Ihr Körper lohnte ihr diesen anstrengenden Start ins Leben, indem er über diese Jahre hinweg ein gut funktionierendes

Immunsystem aufbaute. Sie wurde anfallsfrei und bekam keine Medikamente mehr.

Stattdessen bekam sie fast ausschließlich vollwertige biologische Nahrung und die hochwertigste Nahrungsergänzung, die ich damals finden konnte. Die Notwendigkeit der täglichen Versorgung der Zellen mit Nährstoffen und Entsorgung von Giftstoffen wurde zu meinem logischen Gedankengut und sie funktionierte nicht nur bei ihr. Sie bekam zusätzlich zur Nahrung eine Kombination aus Vitaminen, Mineralstoffen, Spurenelementen, Aminosäuren und Omega 3 Fetten. Laura entwickelte sich gesund und blieb auch in Krankheitsphasen stabiler als ihre Mitschüler.

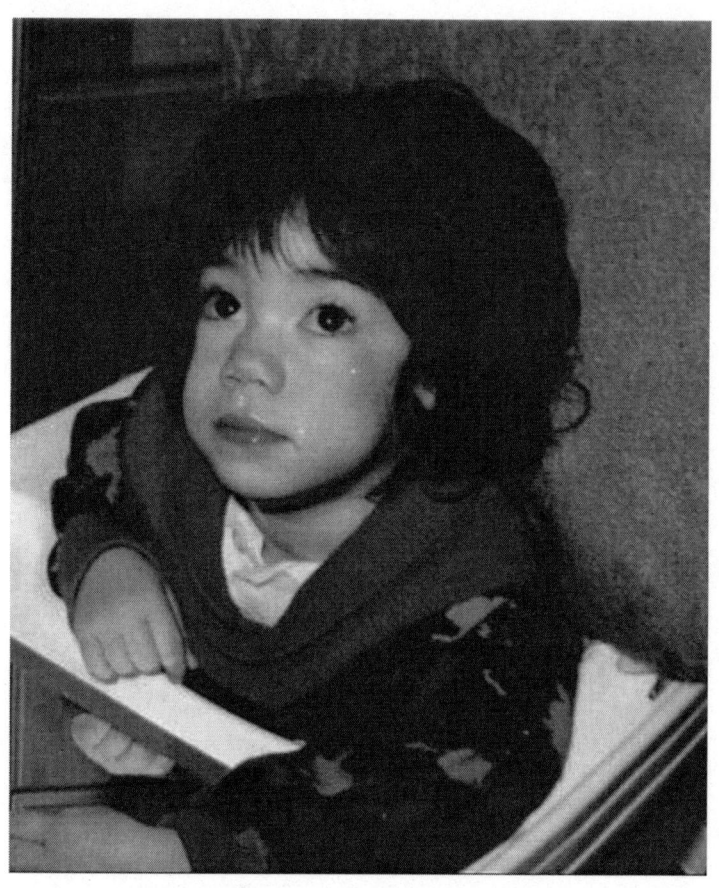

Sie trug einige Jahre lang Hörgeräte. Nie war mir klar, wie laut ich sie einstellen sollte, und ich war nicht sicher, ob sie ihr schaden oder nutzen. Bei Doman-Delacato in Antwerpen und Tomatis in Paris erlernte ich eine spezielle Form des Hörtrainings. Es stellte sich heraus, dass Laura nicht taub war, sondern eine Hör-Wahrnehmungs-Störung hatte. Die Hörgeräte konnten weg.

Heute nimmt sie alles wahr, auch hinter ihrem Rücken.

Man muss sie gut kennen und beobachten, um herauszufinden, was sie vom reich gedeckten Tisch zu essen haben möchte. Wenn sie etwas nicht mag, dann macht sie den Mund nicht auf. Gezielt zeigen kann sie nicht, was sie möchte. Also erlernte ich die „gestützte Kommunikation", denn ich würde es auch nicht mögen, wenn man mir einfach was in den Mund stopft. Aus Büchern wusste ich, dass es Menschen gibt – insbesondere autistische Kinder –, die erst durch diese Möglichkeit ihre Innenwelt nach außen mitteilen können. Hier kommen Fähigkeiten und ein außergewöhnliches inneres Wissen zutage, von dem wir in unserem Beschränktsein keine Ahnung haben. Warum maßen wir uns an zu sagen, die Menschen seien behindert? Dabei sind es doch meist Menschen mit besonderen Fähigkeiten!

Mithilfe der gestützten Kommunikation stellte ich Laura eine kleine Essensauswahl in erreichbare Nähe. Mit etwas Zeit und Geduld kam dann so etwas wie ein gezieltes Zeigen zustande. Der Rest wurde dann wieder zur Seite geschoben und in der Konsequenz musste sie das essen, was sie ausgewählt hatte. Natürlich war ich immer voll des Lobes, sie schenkte mir dann einen weise lächelnden Blick.
Die erweiterte Form, uns über einen Tough-Talker ihre Welt mitzuteilen, konnte sie kognitiv nicht erlernen.

Neuer Beruf / Berufung

Die Kinderärztin hatte mich dazu animiert, Naturheilverfahren selbst zu erlernen, um Laura und eventuell später auch mal anderen Menschen umfassender helfen zu können. Sie nahm mich mit zu ihren Seminaren in Edu-Kinestetik, Touch for Health und andere kinesiologische Ausbildungen, gab mir gute seriöse Adressen für geistige Heilweisen und so nutzte ich die Zeit, während Laura im heilpädagogischen Kindergarten und später in der Sonderschule war, um alle möglichen Ausbildungen zu machen.

Neben der Kinesiologie machte ich den Reiki-Meister. Laura sprach auf Reiki gut an. Die Faszination lag für mich darin, durch Ausschalten des Egos Zugang zu Energiekanälen zu bekommen und Energien einfach nur fließen zu lassen ohne eigenes Hinzutun, diesen Energiefluss mit oder ohne Berührung zielgerichtet zu kanalisieren. Dadurch ereigneten sich wundersame Dinge, die natürlich wissenschaftlich eher belächelt werden. Dies war vor mehr als 20 Jahren schon revolutionär. Inzwischen erstrecken sich die Möglichkeiten nicht mehr ausschließlich auf diesen einen Energiekanal. Wir haben uns – auch dank der Wissenschaft – weiterentwickelt. Wir können mehr und mehr Begrenzungen aufgeben und das gesamte Universum entdecken - vorzugsweise in dosierten Häppchen, denn wenn wir plötzlich alles, gar das große Ganze, sehen würden, dann wäre das vermutlich nicht auszuhalten. Ich frage mich, wie viele Menschen in den geschlossenen Anstalten leben, die uns etwas mitzuteilen haben.

* * *

Wenn man sich in Elternkreisen behinderter Kinder bewegt, lernt man ständig neue Fördermethoden kennen. So erfuhr ich von einem Uplidger-Institut in Amerika und den Methoden der Cranio-Sacral-Therapie. Ein Therapeut – direkter Uplidger-Schüler – wurde mir besonders empfohlen. Wir waren vier Wochen bei ihm in Santa Fee. Laura bekam jeden Tag drei Stunden Einzelbehandlung und ich durfte als „Begleiterscheinung" viel lernen – im Einzelunterricht sozusagen. Später machte ich die komplette Ausbildung bei ihm.

Was hatte diese Zeit uns gebracht? Laura konnte anschließend ihre Gabel allein zum Mund führen! Das macht sie bis heute voller Stolz. Auch nahm sie an ihrer Umwelt mehr teil und wollte plötzlich fernsehen. Es gab eine Lieblingssendung: Chip's – the Highway Police. Damit war sie so freudig beschäftigt, dass ich sie auch mal einen kurzen Moment alleine lassen konnte. Sie liebt Motorräder und die Fahrer, wenn sie ihren Helm ausziehen und ihr Gesicht zeigen. Dann lacht sie sich weg!

* * *

Nach und nach sammelte ich Diplome in Zusatzausbildungen, die nicht an den Wänden hängen, sondern in Ordnern abgeheftet sind, und besuchte parallel die Heilpraktikerschule. Berühren und Fühlen, Lesen mit den Händen hatte ich bei Laura gelernt. Nach drei Jahren machte ich die Heilpraktikerprüfung.

Die Ausbildungszeit war heftig. In dieser Zeit bekam ich vor lauter Stress einen Bandscheibenvorfall im Halswirbelbereich. Die Schmerzen hatten meine Kraftreserven verbraucht. Ich holte mir zwei Meinungen bei Orthopäden ein und bekam die Empfehlung, nach Köln-Merheim in die Neurochirurgie zu gehen. Das machte mir Angst. Ich setzte alle Hebel in Bewegung, fand liebevolle Hände und natürliche Pflanzenstoffe, sodass ich alsbald schmerzarm und im weiteren Verlauf schmerzfrei wurde.

Nach der Prüfung wollte ich zunächst einmal ausruhen. Doch es kam anders ...

An der Laterne vor unserem Haus stand ein Nachbar mit schmerzverzerrtem Gesicht und hielt sich fest. Er konnte vor lauter Schmerzen keinen Schritt mehr laufen. Seine zweite Bandscheiben-Operation stand bevor und ich sagte zu ihm: „Na ja, ich bin zwar nur eine frisch gebackene Heilpraktikerin, aber bis zu Ihrem OP-Termin könnte ich Ihnen mal ein paar Alternativen anbieten." Über seine Antwort haben wir im Nachhinein noch viele Jahre gelacht: „Ich würde auch zum Teufel gehen, wenn ich nur keine Schmerzen mehr hätte ..."

Wir arbeiteten jeden Tag eine Stunde, nach einer Woche war er schmerzfrei, eine weitere OP war nicht mehr notwendig. Es sprach sich schnell herum, und da er Beamter bei der Stadt Köln war, hatte ich in kürzester Zeit einen beachtlichen Patientenstamm, bestehend aus Beihilfeempfängern und Privatversicherten. Nix mit Ausruhen!

Bis zu Lauras Wechsel ins Wohnhaus arbeitete ich in einem kleinen Zimmer unseres Hauses.

Wenn ich bedenke, wie viele Menschen ich durch mein Tun unterstützen konnte, dieser Stein aber nur deshalb ins Rollen kam, weil es Laura gibt, dann verspüre ich tiefste Dankbarkeit. Seht einfach hin, wenn ihr einem Anders-Menschen begegnet, er könnte euer Lehrer sein!

***

Mit Lauras Auszug war meine Ehe zu Ende. Das Haus wurde verkauft, mein Mann hatte seine alte Liebe wieder gefunden, ich lernte bald meinen jetzigen Mann kennen. So hatte jeder von uns wieder einen guten Platz im Leben.

Nun konnte ich meine Zeit wieder frei gestalten und ließ in einem Bauernhof den ehemaligen Hühnerstall zu einer Praxis für Naturheilverfahren ausbauen.

Elternhaus

Offenbar habe ich mir ein Leben ausgesucht, in dem ich schon früh auf Beistand und Hilfe konditioniert wurde. Ich bin das zweite von vier Kindern, und es war klar, dass jeder seine Aufgaben zu erfüllen hatte. Es gab keinen mütterlichen Chauffeurdienst zum Ballett oder Blockflötenunterricht, denn ein Auto gab es nicht. Vielmehr musste ich nach den Hausaufgaben helfen beim Putzen, Waschen, Kochen, Unkrautzupfen, Kuhfladen- und Pferdeäpfel sammeln als Dung für den Garten, Obst ernten und einkochen und bei Beerdigungen im Kommunionkleid das Blumenkörbchen am Grab des Verstorbenen halten, bis mir im Frost die Finger blau wurden und sich anfühlten, als seien sie abgestorben. Meine Eltern waren viel krank, zeitweilig waren sie sogar beide im Krankenhaus. Dann kam Tante Nilla. Sie hatte im Haushalt bei „feinen Leuten" gearbeitet und kochte ebenso feine Sachen. Bei ihr lernte ich, wie man Zwiebelchen schneidet und wie man aus Resten etwas Schönes zaubert.

Mit fünf kam ich in die Schule, in den Kindergarten durften wir Kinder nicht, er kostete Geld, das wir nicht hatten. Bei der Einschulung war ich das einzige Kind ohne Schultüte. Ich ging gerne in die Schule und war eine gute Schülerin. Unser Rektor war gleichzeitig mein Klassenlehrer. Er mochte mich. Allerdings schlug er, wenn wir nicht gehorsam waren, unsere Köpfe zusammen. Unser Pastor ließ seine Aggressionen raus, indem er den Zeigestock auf unseren Händen schwingen ließ und zwar so lange, bis sie anschwollen und blutig waren. Der eine oder andere Stock ging dabei zu Bruch. Zu Hause gab es keinen Beistand. Meine Mutter prügelte mit der Holzseite des Handfegers und mein Vater mit dem Stock oder den bloßen Händen. Bloße Hände finde ich schlimmer. Einmal waren mein Rücken und der Popo so blau, dass ich in der Schule nicht gut sitzen konnte. Der Rektor sprach mit meinem Vater und drohte ihm mit einer Anzeige, falls er es noch mal so übertreibt mit den Prügeln. Über die Notwendigkeit der Prügelstrafe an sich bestand Einigkeit, um aus den Kindern ordentliche Menschen zu machen. Ob ich deswegen wohl so ordentlich bin?

Wir wohnten in einem kleinen Vorort von Aachen. Meine Mutter hasste unser Haus, es machte zu viel Arbeit. Es war das Elternhaus meines Vaters, ehemals wunderschöner Jugendstil mit elf Zimmern und großem Garten.

Im Krieg wurde es sehr zerstört, sodass immer und immer wieder Reparatur- und Umbaumaßnahmen nötig waren. Wenn man kein Geld hat, ist das ziemlich blöde. Die Stimmung war selten gelassen und schön, ich suchte mir meine eigene freudvolle Welt. Es gibt sie, es gibt sie überall, wenn man sich das wünscht. Ich wünschte mir meine kleine heile Welt jeden Tag herbei, pflückte Gänseblümchen auf den Wiesen und brachte sie zum Seitenaltar unserer Kirche, dort, wo die Kerzen brannten, und sprach mit Jesus und Mutter Maria. Damit die Blümchen nicht die Köpfe hängen ließen, sammelte ich Flaschenverschlüsse und füllte sie mit Wasser, sodass sie als Blümchenväschen dienen konnten. Manchmal, wenn es mir ganz arg war, zündete ich eine Kerze an, ohne zu bezahlen, und hoffte einfach darauf, dass ich dafür nicht bestraft würde. Mit den Heiligen handelte ich aus, dass sie ja immerhin dafür die Schönheit des Kerzenlichts bewundern dürften.

Mit dem Satz „Der liebe Gott sieht alles" konnte man mich sowieso nie einschüchtern – ganz im Gegenteil. Der hat schon viel Schlimmeres gesehen, z. B. wie sie den Vater meiner Mutter im Krieg in die Gaskammer gebracht haben, um ihn dort gemeinsam mit anderen religiösen Menschen zu töten. Oder wie sie meinen Vater in seiner Soldatenzeit bei einem Sprung mit dem Fallschirm die Beine zerschossen haben. Als schwerverletzter Soldat lernte er dann meine Mutter kennen, sie war Krankenschwester und pflegte ihn im Lazarett gesund. Als vom Krieg gezeichnetes, traumatisiertes Paar bekamen sie vier Kinder. Ich bin das zweite.

* * *

Nichts wünschte ich mir so sehr wie die Blockflöte, die ich im Musikgeschäft gesehen hatte. So oft wie möglich klebte ich mit der Nase am Schaufenster. Sie kostete elf Mark, ein Musikheft einsfünfzig. Da es kein Taschengeld gab, musste ich einen anderen Weg finden.

Vom Zeugnisgeld, das meine Patentante mir manchmal gab, hatte ich noch 40 Pfennig übrig. Auf den Feldern war Kinderarbeit normal. Ich ging zum „Rübenziehen", eine sehr harte Arbeit, denn man zieht nicht nur an der Rübe, sondern es zieht auch arg im Rücken. Pro Stunde gab es eine Mark. Nach 13 Stunden hatte ich genug Geld.

Ich zeigte die Blockflöte mit strahlenden Augen meiner Lehrerin, Fräulein Grysar. Sie erkannte mein Talent und wollte mich kostenlos unterrichten. Doch dann hat's meine Mutter verboten, weil ich nicht rechtzeitig zum Mittagessen zu Hause war. „Extrawurst gibt's nicht, wo kommen wir denn da hin?"

Später, zu Beginn meines selbstbestimmten Lebens, wollte ich diese Sehnsucht zufriedenstellen. Von meinem selbstverdienten Geld sparte ich auf eine Hammond-Orgel – so groß wie ein Möbelstück – und nahm fünf Jahre lang Einzelunterricht. Mit Hingabe spielte ich Y.M.C.A, den Hummelflug und Pour Elise. Ich wurde niemals richtig gut.

* * *

Mein Vater bekam mit 38 seinen ersten Herzinfarkt, was ihn zum Frührentner mit Minimalrente machte. Die Sorgen und Nöte wuchsen. Meine jüngste Schwester war zwei Jahre alt,

27

mein jüngerer Bruder vier, meine älteste Schwester zwölf und ich acht. An meiner Erstkommunion lag mein Vater im Krankenhaus. Im weißen Kleidchen, das meine Cousine Ellen genäht hatte, fuhr ich mit der Straßenbahn zu ihm ins Krankenhaus. Die Kommuniontorte hielt ich dabei fest in der Hand.

Viele Menschen hatten Mitleid, darum bekam ich unglaublich tolle Geschenke. Zum ersten Mal in meinem Leben. Das Geld behielt meine Mutter, sie konnte es gut gebrauchen, aber das hochglanzrote Nagelnecessaire durfte ich behalten. Ich hab's heute noch.

Bald kam der zweite Herzinfarkt, zwischendurch ein Schlaganfall, nach einem Sturz im Treppenhaus ein Schädelbasisbruch, bis er dann im Alter von 51 Jahren nach dem dritten Herzinfarkt plötzlich tot war. Mein Bruder fand ihn im Badezimmer. Zu dieser Zeit war ich schon aus dem Haus. Mit 18 bin ich nach Köln, wollte mein eigenes Leben ohne Verbote und Gebote, ohne Schläge und Demütigungen. Wollte mich lösen von all den übernommenen Meinungen. Lieber überprüfe ich meine eigenen stets aufs Neue. Das ist mir bis zum heutigen Tag gelungen, wird so bleiben und ist nicht verhandelbar!

Meine Mutter war zu dem Zeitpunkt ebenfalls 51 und wurde zur bedauernswertesten Witwe dieser Welt, war doch auch vorher schon das Leben nicht pfleglich mit ihr umgegangen! Sie hat Großartiges geleistet, blieb jedoch in den vielen Jahren, in denen es ihr hätte besser gehen können, in ihrer Opferrolle bis zum 83. Lebensjahr. Es war schwierig mit ihr. Heute ist sie mir näher als zu Lebzeiten. Auch auf meinen Vater blieb kein Groll. Eltern erziehen ihre Kinder so gut sie können und Kinder versuchen ihren Eltern zu gefallen. So war es auch bei uns. Ich bin im Frieden mit meinen Vorfahren. Sie mussten stets mit ihren Dramen alleine zurechtkommen, hatten keinen therapeutischen Beistand zur Aufarbeitung. Es hat zwar ein bisschen gedauert, aber inzwischen sehe ich die Vorzüge meiner nicht sonderlich auf Rosen gebetteten Kindheit. Denn wäre ich nicht durch diese Lebensschule gegangen, hätte ich niemals das wirkliche Potenzial meiner Fähigkeiten entdeckt.

Im nächsten Leben lerne ich dann Sprachen, Musik, Tanz und Malerei und angstfreies Schwimmen in tiefem Wasser. Von all dem mache ich jetzt ein bisschen was, aber nicht sehr gut. Bisweilen bin ich glücklich, wenn ich jemandem zusehen oder zuhören darf, der es sehr gut kann.

* * *

Auch ohne diese Fähigkeiten fühle ich mich reich beschenkt in meinem nun selbst bestimmten Leben und betrachte mich als Schöpfer meiner selbst, als Gestalter meines Lebens. Unfrieden, Missgunst und Eifersucht sind zum Auslaufmodell geworden. Nun ist Platz für das Wahre. Die Liebe setzt sich durch!
Ich glaube, ich hab's begriffen: Keine andere Person ist zuständig für mein Glück, dennoch gefällt es mir sehr, wenn auch andere zu meinem Glück beitragen.
Ebenso wenig sind andere schuld an meinem Unglück, doch es freut mich, wenn deren Verhalten das Gefühl des Unglücklichseins in mir nicht aufkommen lässt. Als Kind hatte ich keine Chance, inzwischen bin ich groß genug, um sagen zu können: Jeder darf so sein, wie er ist und wie er

erschaffen wurde. Ich erlaube mir lediglich, auszusuchen, mit wem ich mich umgebe!

In Gemeinschaft mit anderen und Gleichgesinnten bewahre ich mir meine Ich-Zeit, um weiterhin meditieren und in der Anderswelt umhertanzen zu können. Hier stehen die ungefilterten Informationen zur Verfügung.

Gregg Braden, einer meiner Lieblingsautoren, schreibt: Unsere innere Sprache verändert Atome, Elektronen und Photonen der äußeren Welt. Oha! ;)

Manchmal tappe ich noch in die alten Näpfchen, merke es meistens schnell und entschließe mich zur Umkehr.
Denn…

Der Zustand des Glücks gefällt mir besser – viel besser!

* * *

Meine Geschwister erlebten das Elternhaus auf ihre Weise, jeder zog seine eigenen Schlüsse daraus. Die Älteste lebt seit Jahren ohne Partner, hat keine eigenen Kinder und genießt nach langem Berufsleben nun seit kurzem ihr Rentnerdasein mit bescheidenem Auskommen.
Mein jüngerer Bruder hat sich seinen Traum von der Insel erfüllt, ist nach Sylt übergesiedelt, hat sich dort mit seiner neuen kleinen Familie ein Taxiunternehmen aufgebaut.
Die jüngste Schwester hat damals gesagt, dass sie Laura auch genommen hätte, dieses süße Baby. Zwei Jahre später bekam sie ihren zweiten Sohn, Frühchen, gleiches Geburtsgewicht, gleiche Komplikationen, dasselbe

Klinikum, selbe Station. Es wiederholte sich alles fast identisch wie zwei Jahre zuvor mit Laura. Die ersten Monate wurden zur Hölle für meine Schwester und ihren Mann. Sie ist selbst Krankenschwester und musste die Frühgeborenen-Intensivbehandlung an ihrem Kind miterleben. Noch Jahre später zitterte ihre Stimme, wenn sie von dieser Zeit sprach.

Mein Neffe braucht auch die volle Pflege, ähnlich wie Laura, kann sich allerdings sprachlich äußern. Er trägt ein Korsett, erduldet Schmerzen, lebt sein Leben in einem Spezialrollstuhl, bekommt starke Medikamente gegen Epilepsie. Sein großer Bruder ist ein toller großer Bruder! Viele Jahre war er begleitend dabei. Inzwischen arbeitet er für eine Weltfirma auf verschiedenen Kontinenten.

Von den notwendigen Zellnährstoffen wollen sie alle nichts wissen – noch nicht!

Wir gehen seit über 40 Jahren jeder unsere eigenen Wege und wissen nicht mehr alles voneinander. Woher sollen sie wissen, was ich heute tue? Wenn ich ihnen von meinem heutigen Leben erzähle, dann bin ich ihnen fremd. Mit großer Wahrscheinlichkeit gilt das auch umgekehrt.

Platz einnehmen

Mit Eröffnung der Praxis im umgebauten Hühnerstall bekam mein Leben einen völlig neuen Rhythmus. Ich war 51, geschieden und setzte alles auf eine Karte. Die Räumlichkeiten wurden zum Kraftort für mich und meine Patienten.

Es geschahen wundersame Heilungen, am ehesten dann, wenn ich meinen Intuitionen folgte statt dem Verstand, der alles besser zu wissen glaubt. Diese Energien verstärkten sich, je mehr ich mich darauf einließ.

Für mich sind Bücher oft gute Ideengeber. Es gibt großartige spirituelle Literatur und Lehrer auf dieser Welt. Lesen ist Treibstoff.

2006–2007 machte ich zusammen mit meinem Mann eine Energie- und Auraschulung. Mein Mann war der einzige Schulmediziner. Seitdem haben wir beide mehr Klarheit in unserer Beziehung und in Beziehung zu anderen Menschen.

Arche Noah – Seminarreihe

Vor fünf Jahren war ich selbst so weit, dass ich Lehrerin sein konnte. Ich schrieb Manuskripte und einige Meditationen für Wochenendseminare und lud meine Patienten und Freunde ein in

Die Arche Noah
Komm, steig ein und fahr mit!

In den Meditationen gingen die Teilnehmer in verborgene Ebenen ihres Seins. Sie reinigten ihre Zellen, gingen in Kontakt mit sich und ihren schmerzenden Stellen. Sie leiteten Veränderungen ein, einige konnten sich sogar von ihren Schmerzen befreien. Welche Regulationsfähigkeit in jedem Einzelnen von uns steckt, ist in Worten nicht auszudrücken und keinesfalls vorhersehbar. Sie gingen über Grenzen hinaus und besuchten im meditativen Zustand viele Orte ihres All-Seins, ihre Quelle, alles was ist. Sie entdeckten ihr „Ich bin" ohne Bewertung, ohne materielles Hab und Gut. Einfach nur sein. Tiefe Glückseligkeit!

Im Hier und Jetzt konnten sie ihre neu entdeckten Energien fließen lassen, die schmerzenden Stellen bei anderen Teilnehmern finden und behandeln, die Aura lesen und vieles mehr, indem sie ihre Begrenzungen, die ihr Kopf bis dahin vorgab, angstfrei aufzugeben lernten. Wir fanden gemeinsam die Vernetzung in der Unendlichkeit der „Junk-DNA" bestätigt. Im geschützten Rahmen der Gruppe entstanden derartig lichtvolle, liebevolle Energien, dass jeder dem anderen sein So-sein lassen konnte, ohne Bewertung. Menschen, die sich vorher fremd waren, gingen in tiefer Vertrautheit und Freundschaft auseinander. Derart aufgeladen agieren sie heute im Alltag zum Wohle aller. Für Kopfmenschen mag dies zu abgehoben sein. Das Schöne ist, es sind auch ehemalige Kopfmenschen dabei.

Die Teilnehmer – und auch ich – wollten mehr. So entstand eine weitere Wochenendreihe:

Die Arche Noah fährt weiter!

Die Meditationen gingen weiter und noch losgelöster als zuvor, die Teilnehmer. lernten, ihren größten Angstprogrammen des Lebens entgegenzuwirken. Einige Samenkörner wurden gelegt und gepflegt. Über die Endzeitvorhersagen hatten wir viele Informationen gesammelt, beobachteten die Sonnenstürme und andere Naturkatastrophen als Anzeichen der Veränderungen. So gingen wir gut vorbereitet und angstfrei weiter, der 21.12.2012 konnte kommen.

Dank Internet sind wir mit spirituell ausgerichteten Menschen weltweit verknüpft und so saßen wir an diesem Tag auf der ganzen Welt verteilt in Meditationen zusammen. Alles blieb ruhig.

Die Angstmacher konnten das Weite suchen. Ihre Bücher und Vorhersagen zerfielen in diesem Moment zu Staub und Asche.

Wo warst du in all den Jahren?

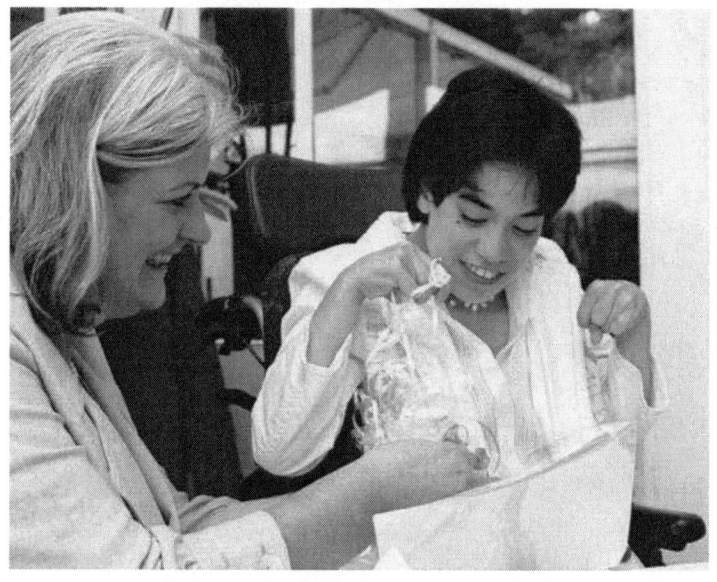

Seit zwölf Jahren lebe ich nun ohne dich, geliebtes Kind.
Es geht, es geht sogar gut.
Und du lebst seit zwölf Jahren ohne mich. Du gibst mir das
Gefühl, dass auch das gut geht.
Unsere Herzen fliegen hin und her, es gibt nichts, was uns
stört.

Mit dir durfte ich die Erfahrung machen, wie es sich anfühlt,
ohne Bewertung einfach nur sein zu dürfen. Ich bin dir nicht
zu groß, zu klein, zu dünn, zu dick, zu doof oder zu
intelligent. Bei dir komme ich nie zu früh oder zu spät. Du
kritisierst nicht, du liebst oder du wendest dich ab. Bei mir

35

hast du dich niemals abgewendet. Das ist das größte Geschenk. Ich werde es in tief empfundener Dankbarkeit in meinen Geschenkkorb des Lebens legen.

In diesen zwölf Jahren bist du eine erwachsene, schöne Frau geworden. Silvester 2015 feierst du deinen 30. Geburtstag. Wie jedes Jahr wird es ein riesiges Feuerwerk geben. Und wieder mal werde ich mir einbilden, dass es die vielen bunten Lichter nur für dich gibt, weil die Welt sich über deine Anwesenheit freut. Welch ein Auftritt, meine Kleine, und welch ein Empfang.

Ein Medium sagte mal zu mir, du seist allein deswegen auf diese Welt gekommen, um uns Dinge zu zeigen, die sonst für uns nicht sichtbar werden. Ja, das fühlt sich so an. Bei mir hat es gewirkt. Doch wenn ich sehe, zu welchen körperlichen Beeinträchtigungen deine Seele bereit ist, dann kommen mir immer wieder Tränen. Ich denke manchmal, dass ich dir nicht genug zurückgebe. Doch wann immer ich dich in deinem Wohnhaus besuche oder du mich in meiner Wohnung, werden diese Gedanken wieder gelöscht. Dein Blick trägt niemals den Hauch eines Vorwurfs.

Dein Leben verläuft nicht mehr so abwechslungsreich wie früher. Wir waren ja sehr viel unterwegs. Ich erinnere noch sehr gut den aufregenden Rundflug über den Grand Canyon mit dir oder die kraftvolle Energie im Monument Valley.

Ein Indianer, groß wie ein Baum, schenkte dir dort einen sehr schönen Türkis. Er legte ihn dir sanft in deine kleine Hand mit den Worten: Have a good life! Du lachtest ihn an, eure Blicke trafen sich in Liebe.

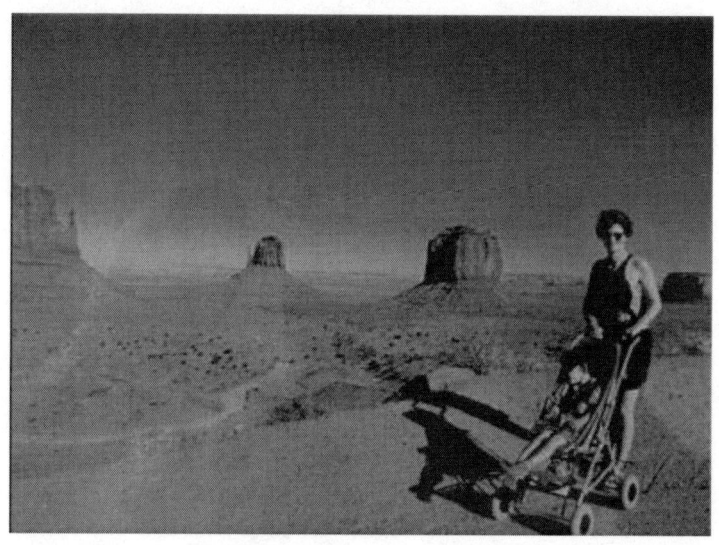

Oder Skifahren mit dir, einem Kind, das nicht stehen oder sitzen kann. Das ging gut. Du warst die Attraktion in Neukirchen, im schönen Österreich.

Schon bald wusste man, dass der Kakao mit Schlagobers für dich nicht zu kalt und nicht zu heiß sein durfte und du ihn nur mit Trinkhalm nimmst. Ich brauchte ihn nicht zu bestellen, sondern er wurde serviert, sobald wir die Skihütte betraten.

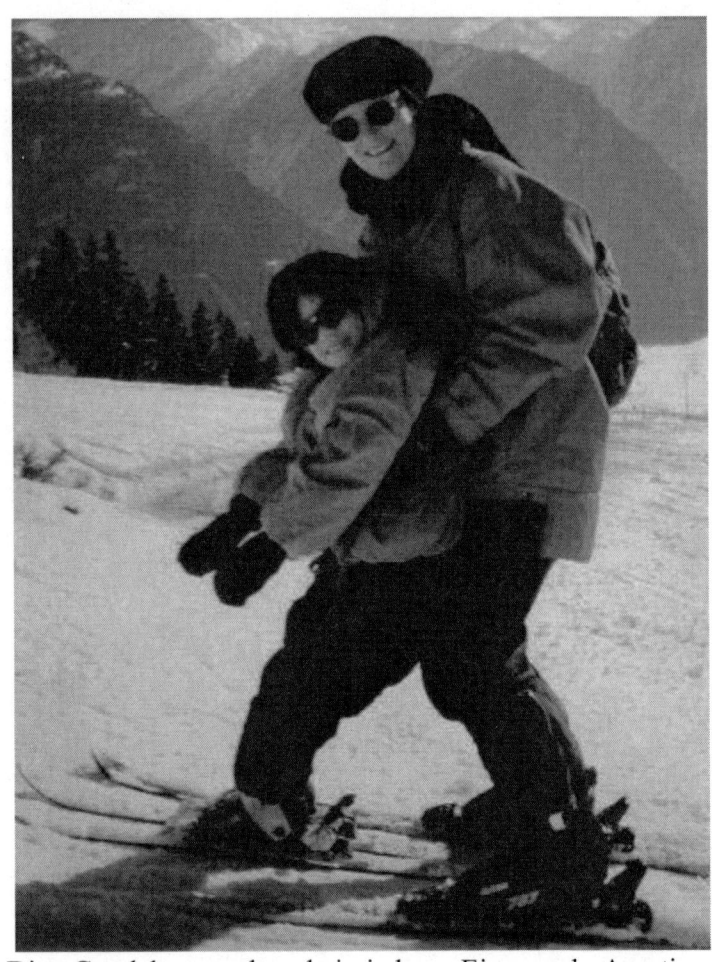

Die Gondeln wurden bei jedem Ein- und Ausstieg
angehalten, damit wir nicht in Stress geraten. Darum habe
ich niemals gebeten, sie haben es einfach gemacht. Du hast
es immer wieder geschafft, Herzen für dich zu gewinnen.
In den letzten Jahren bewegt sich dein Leben vorwiegend
zwischen Werkstatt und Wohnhaus. Nicht mehr ganz so

vielseitig, aber okay für dich. Du bist bescheiden und dankbar.

In einem wohlhabenden Land wie Deutschland wird leitliniengetreu für die Pflege bedürftiger Menschen gesorgt. Alles wird dokumentiert. Verwaltungszeit geht zulasten der Betreuung und Zuwendung. Politik wird nicht mit dem Herzen gemacht, sondern mit dem Ego eines bestimmten Personenkreises. Du hast ja noch das Glück, nette Menschen unter den Betreuern zu haben, Menschen mit Herz, solche, die sich zuständig fühlen. Leider nehme ich wahr, wie auch ihnen die Kraft immer mehr ausgeht. Immer mehr Arbeit und immer weniger Geld zum Leben ist keine glückliche Kombination.

Hier braucht es dringend ein Umdenken und Handeln!

Ich bete, mein Herz, dass es für dich und deine Freunde immer einen guten Platz in dieser Welt gibt.

2013 – Ein neuer Zyklus beginnt

Machen wir einen kleinen Sprung in die Astrologie: Nach der astrologischen Zeitrechnung erleben wir gerade eine Zeitwende vom Fische- ins Wassermannzeitalter. Ein Zeitraum dauert ca. 2150 Jahre. Das Zeitalter des Wassermanns hat am 22.12.2012 begonnen, es bringt Weltverbundenheit und Eigenschaften wie Offenheit, Toleranz und Teamgeist hervor. Die weichere weibliche Seite wird die Menschheit erfassen und eine Basis schaffen, um die Probleme der Menschheit global und gemeinsam anzugehen.

Das klingt in meiner Wahrnehmung wunderbar und lässt mein Herz vor Freude tanzen. An dieser Vision werde ich mich gerne beteiligen. Ich weiß auch schon wie, bin quasi seit Jahren unbewusst dabei.

Zunächst rätselte ich: Wie soll die Welt ab 2013 aussehen? Soll es eine Parallelwelt geben, wie soll das gehen, wird sich unsere Welt teilen? *Blödsinn!*
Wird ein Teil der Menschen in ihren alten Mustern und in ihrem Leid bleiben, während ein anderer Teil in ein erweitertes Bewusstsein geht und sich befreit?
Das klingt mir schon plausibler!
Es gibt Tage, an denen fällt es mir wie Schuppen von den Augen. Die Antworten kommen jetzt.

Hört sich das für dich zu abgehoben an?
Dann lade ich dich ein: Frage dein Inneres, ob du so weiter leben willst wie bisher. Willst du weiterhin fremdbestimmt leben und dich im Hamsterrad drehen? Oder wünschst du eine Veränderung? Welche Ängste begleiten dich?
Welche Träume und Wünsche hast du ans Leben? Wie würde das ideale Leben für dich aussehen? Wer oder was begrenzt dich? Du selbst? Dein Denken? Deine Erziehung?
Was wäre, wenn es eine Lösung gäbe?
Wenn du neugierig bist, dann steig ein und komm mit!
Ich zeige dir, wie ich den Geschenkkorb ans Leben fand.

Gleichgesinnte weltweit

Wie die Wege sich doch kreuzen!

Ein Puzzle kommt zum nächsten und macht daraus das große Ganze. Veränderungen geschehen nicht von heute auf morgen, für die globalen Veränderungen braucht es Menschen, die im Orchester zusammenspielen, unbeirrt dieselbe Melodie singen.

Vor 35 Jahren spürte ich die Kraft der Veränderung in mir. Was ich damals nicht vorhersah, war die glückliche Fügung, dass diese neuen Wege, die ich ging, sich irgendwann treffen würden in einem Sammelbecken mit Menschen, die damals auch nach Veränderung strebten und anfingen, ihre Visionen zu leben. Eine zielorientierte Gemeinsamkeit besteht darin, Visionen nie mehr aus den Augen zu verlieren. Manche legten einen Samen, andere nahmen einen Puzzlestein und einige ganz herausragende Menschen hatten die Fähigkeit, Meilensteine in Bewegung zu setzen. Man findet sie auf allen Kontinenten. Neben Laura – meiner bedeutsamsten Begegnung in diesem Leben – durfte ich noch mit weiteren achtsamen, spirituellen Persönlichkeiten Zeit verbringen.

Wie alles begann

Nichts ahnend, wie bedeutsam ein Abendessen sein kann, nahm ich zusammen mit meinem Mann eine Einladung im Mai 2010 bei unserer lieben Gräfin an, die einst in unserem Haus unter uns wohnte.

Wir wohnen in einer schönen Wohnung am Rhein, der wie alle Flüsse im Meer mündet und an jedem Ort zur selben Zeit ist, auf ihm die Schiffe, die er mit sich trägt. In und über ihm das Wechselspiel des Lichtes, am Himmel die leisen Töne der Vögel, die in Formationen ihr Können zeigen. Hier dürfen wir leben und sind dankbar dafür.

Es war ein Montagabend, der Tag direkt nach einem meiner Seminarwochenenden. Sie hatte an diesem Seminar teilgenommen und wollte ein kleines Dankeschön sagen. Nach solchen Wochenenden schwebe ich immer noch ein paar Tage und bin dann gerne ein Weilchen allein. Ich wollte nicht wirklich meine Couch verlassen. Aber die Einladung war lieb gemeint, so gingen wir hin.

Im gemütlichen Beisammensein erzählte sie eher beiläufig von Vitalstoffen, die besonders hochwertig sein sollen und die ihr eine befreundete Therapeutin aus München empfohlen hatte. So etwas höre ich oft und winke normalerweise ab. Aber irgendwie weckte sie doch meine Neugier. Mir war aufgefallen, dass sie in letzter Zeit verjüngt und vital aussah. Irgendwas war anders, erfreulich anders.

So nahm ich dann doch die Dose mit dem „Vitalstoff-Pulver" in die Hand! *Damit begann eine große Liebe!*

Erwähnte ich schon, dass ich eher dem vertraue, was ich fühle, als dem, was ich oder andere zu wissen glauben? Wir Menschen gehören zu den Privilegierten, Wahrnehmungen trainieren zu dürfen. Ich gebe mal ein Beispiel: Geh in Ruhe in dich und lege ein Nahrungsmittel oder einen Wirkstoff in beide Handflächen und schließe die Augen. Spüre nach! Was nimmst du wahr?

42

Mit wenig Übung wirst du eine ganze Menge wahrnehmen. Es kann Unwohlsein, Kribbeln, Ziehen sein oder auch eine kraftvolle Energie aufkommen, eine Aufrichtung, ein inneres Lächeln. So kannst du lernen herauszufinden, was dir gut tut.

Nimm mal dein eingeschaltetes Handy auf diese Weise wahr, aber schmeiße es anschließend nicht in die Ecke. Man kann die Störfrequenzen weitestgehend neutralisieren. Wenn es nicht klappt, dann bist du möglicherweise noch zu sehr abgelenkt vom Rausch und Stress der Außenwelt. Übung macht den Meister!
Ich kannte schon viele gute Produkte. Aber der Energieschub, den ich an diesem bedeutsamen Abend mit dem „Pülverchen" kennenlernen durfte, war neu. Davon wollte ich mehr, jeden Tag! Jeden Tag ein Quäntchen mehr.

Mein Mann und ich bestellten noch am selben Abend für jeden eine Dose und noch ein paar andere Produkte, die ich ausprobieren wollte. Inzwischen nenne ich es liebevoll „mein täglich Brot". Denn ohne will ich nicht mehr sein. Ich will auch nicht ohne meine lecker zubereiteten Mahlzeiten sein. Die Kombination macht's. Eine Zusatznahrung sollte niemals ein Ersatz für ausgewogene Ernährung sein!

***

Mit orthomolekularer Versorgung (Ordnung der Moleküle, der kleinsten Teilchen) war ich Dank meiner fortlaufenden Weiterbildungen bei ernst zu nehmenden Medizinern seit Jahren vertraut und empfahl meinen Patienten stets, ihre Zellen mit Botenstoffen zu versorgen und das, was nicht dorthin gehört, zu entsorgen. Ich fragte mich schon lange, ob Krebs und andere schwere Erkrankungen eventuell zu verhindern seien, wenn neben der Ordnung der Gedanken und der Sprache die Grundregulation im Körper wieder ins Gleichgewicht gebracht würde. Nach bisherigen Richtlinien wird ja leider noch aggressiv „dagegen" behandelt. Aber – wer sollte an der Gesundheit der Menschen interessiert sein? Der Kranke ist ein lukratives Milliardengeschäft in fester Hand.

Umdenken tut Not

Ein Umdenken in der Medizin tut Not! In Deutschland haben wir glücklicherweise eine Handvoll alternativ arbeitender Ärzte und Onkologen, die ein neues Verständnis für das Zustandekommen chronischer Zivilisations-erkrankungen entwickeln. Gute Lehrmeister haben wir bereits, wie z.B. Dr. Bodo Kuklinski, Dr. Gottfried Lange, Dr. Rainer Mutschler, Dr. Heinrich Krämer – um nur einige zu nennen, die die Wege der Mitochondrialen Medizin logisch erklären und sich mit fundierter Wissenschaft weltweit vernetzen (Mitochondrien sind die Kraftwerke der Zelle).

Einige mussten schon ins benachbarte Ausland gehen, da in Deutschland unerwünscht! Lassen Sie sich das mal auf der Zunge zergehen! Ich ziehe den Hut vor jedem Arzt, der sich nicht von seinem Weg abbringen lässt. Im amerikanisch bzw. englisch sprechenden Raum fallen mir Prof. Martin L. Pall, Dr. rer. Nat. Robert Verkerk, Dr. Dwight McKee besonders auf. Einige von ihnen, wie Drs. Lange und

McKee, durfte ich persönlich erleben und Kurse bei Ihnen besuchen. Ich habe ihrer Bücher und Veröffentlichungen verschlungen und wünsche mir sehnlichst, dass die Grundlagen dieses Gedankengutes zum Allgemeinwissen eines jeden Menschen, ja zumindest eines jeden Mediziners wird. Jedoch so lange die profitorientierte Lobby so viel machtvoller ist, werde ich mich wohl noch etwas gedulden müssen und nicht aufhören, darüber zu reden.

***

Machen wir uns doch mal bewusst, dass es in unserer Zeit gleichzeitig mindestens drei verschiedene Einflüsse gibt, die auf Dauer vernichtend wirken müssen auf Mensch, Tier und unseren Planeten:
Es sind
- die chemischen Medikamente,
- die Genmanipulation einschließlich Giftcocktail in Nahrung und die Umweltbelastung mit ihren Strahlen
- und Chemtrails, auf die ich noch näher eingehen werde. Jedes dieser Themen hätte ein eigenes Kapitel verdient, ich kann sie hier nur ansprechen und bin sicher, sofern Ihr Interesse geweckt wurde, werden Sie aus dem Berg der Möglichkeiten weiterführende Literatur finden, die zu Ihnen passt.

So hat z.B. die Auswertung der Daten von über 100.000 Krebspatienten in den USA und Australien ein katastrophales Ergebnis für die Chemotherapie ergeben.

Auch Prof. Dr. Dr. Ulrich Abel vom Krebsforschungsinstitut Heidelberg kommt in seinen Studien für die Schulmedizin zu folgendem Schluss: „Die Analyse der bis heute durchgeführten wissenschaftlichen Studien mündet in dem ernüchternden Schluss, dass bei den meisten Organkrebsen keinerlei Belege dafür existieren, dass die Chemotherapie die Lebenserwartung verlängert oder die Lebensqualität verbessert. Dies lässt die Schlussfolgerung zu, dass sich die Anwendung der Chemotherapie als Fehlschlag erwiesen hat. (Quelle: Optionen, Zeitschrift des Vereins „Menschen gegen Krebs", www.warum-krank.de)

Das eigentlich Fiese daran ist ja die Tatsache, dass die Menschen ihre Ausscheidungen täglich mehrmals in die Kloschüssel geben und wir über's Trinkwasser alle was davon haben. Hinzu kommen noch die unzähligen Medikamente und Hormone, deren Rückstände niemals restlos gefiltert werden können. Wir hatten früher bei uns zu Hause noch ein Plumsklo, dessen Inhalt der Natur als Dünger zurück gegeben wurde. In nur sechzig Jahren haben wir uns so sehr herunter gewirtschaftet, dass unsere Ausscheidungen inzwischen als Sondermüll entsorgt werden müssten.

Unser Gesundheitswesen wird immer teurer und vermutlich bald nicht mehr zu bezahlen sein. Etwas verstehe ich nicht: Wenn wir doch schon so viel Geld ausgeben und in diesem Bereich alles so gut auf evidenzbasierter Grundlage läuft, warum sind dann immer noch so viele Menschen krank? Und warum suchen sie Hilfe u.a. beim Heilpraktiker und haben oft unglaublich tragische Vorgeschichten? Wenn die

46

Patienten ihre Medikamentenliste mitbringen, verschlägt's mir mitunter die Sprache. Drei Mittel sind Standard, sieben bis zehn finden sie noch normal – weil die „andern" das auch haben. Bis zur Spitze habe ich mal 30 (dreißig) pharmazeutische Mittel einschließlich Salben bei einem älteren Herrn gezählt. Er hat das überlebt, aber es ging ihm nicht sehr gut! „Der Doktor hat gesagt ..." Wer behält da noch den Überblick?

Wenn die Patienten wirklich aufgeklärt würden über die zerstörerischen Nebenwirkung z. B. der chemischen Cholesterinsenker, der Bluthochdruckmittel, der Blutverdünner oder der Magensäurepuffer und ihnen stattdessen Alternativen angeboten würden, dann hätten wir sehr viel weniger kranke Menschen.

Hier zeigt sich:

Big Business kontra aufrichtige Forschung.

Die Ärzte bestätigen mir immer wieder, dass sie es nicht anders wissen, und meinen, es auch nicht anders zu dürfen. Aber es steht ja jedem frei dazuzulernen, sofern der Kopf noch nicht vernebelt wurde und klar denken kann. Natürlich stehen solche Forschungsergebnisse nicht in den großen, pharmakartellbeherrschten medizinischen Zeitschriften, sondern nur in kleineren, unbedeutenderen. Es ist *noch* nicht verboten, sie zu lesen, auch wenn sie nicht Bestandteil medizinischer Ausbildung sind.

Laut Statistik geht jeder Deutsche im Jahr 18 mal zum Arzt, die Menschen in Schweden nur 4 mal und leben länger!

Jetzt mal unter uns: Wie unausgeschlafen muss man denn sein, um - nehmen wir mal das Beispiel Betablocker - einem ohnehin schon multierkrankten Menschen ein Medikament zu geben, das die Herzleistung und damit auch die Durchblutung künstlich herabsetzt, die Atmungskette zu den Mitochondrien empfindlich stört, hier mindestens Enzymmangel erzeugt und gleichzeitig den gesamten Menschen mit zu wenig sauerstoffreichem Blut versorgt?

Die Indikation für die Gabe dieser Stoffe wird leitlinienkonform begründet, demnach interessiert es offenbar noch immer nicht, warum es zur Erkrankung gekommen ist und wie ein Ordnungssystem wieder hergestellt werden könnte. Was wäre denn, wenn man z.B. Herz und Gefäße stärken würde, die Natur hat hierfür das eine oder andere Kräutchen anzubieten.

Übrigens: Laut Recherche des weltweit bekannten Wissenschaftsjournalisten Andreas Jopp können wir davon ausgehen, dass etwa 70 % der Erkrankungen durch Mangel an Betriebsstoffen entstehen.

(Buch: Risikofaktor Vitaminmangel)

Falls Sie, liebe Leser, jemanden kennen, der einen Mangel an ASS, Beloc, Voltaren, Atacand, Omeprazol, Sortis oder anderen millionenfach verordneten chemischen Keulen hat, dann würde ich diese Person gerne kennen lernen.

* * *

Und dabei ist es so einfach…

Nur in Deutschland nicht, hier kommen gute Produkte mehr und mehr vom Markt. Glücklicherweise haben wir eine Alternative, für die ich mich hier leidenschaftlich stark mache.

Bekanntlich sehen sich der Darm und das Gehirn sehr ähnlich. Längst weiß man, dass im Darm mindestens ebenso viele Hormone gebildet werden wie im Gehirn. Bei dem einen oder anderen Entscheidungsträger habe ich allerdings den Eindruck, dass auch das Denken nicht im Kopf stattgefunden hat. Jüngst wurde entschieden, dass natürliche Pflanzenstoffe nicht mehr zugelassen werden sollen, sofern der Hersteller keinen wissenschaftlich belegten Nachweis über die Wirksamkeit bei bestimmten Krankheitsbildern erbringen kann oder er das Produkt nicht schon mindestens 15 Jahre vertreibt. Im Klartext könnte das heißen: Kamille und Pfefferminze ade ? Die Wissenschaft muss erst beweisen, was Gott erschaffen hat! Was ist hier los in unserem Land, in Brüssel, in Europa?

Solche Gesetze werden uns unter dem sogenannten *Codex Alimentarius*, dem weltweiten Lebensmittelkodex, auf über 5000 Seiten mit verwirrendem Inhalt präsentiert.
Naturheilmittel sollen mit aller Macht vom Markt!
Bei dem hoch aktuellen Verbot, ab Herbst 2014 kein Aluminium mehr in Kosmetika und Nahrung beizumischen, könnte man ja im ersten Augenblick den Eindruck haben, hier sei mal eine vernünftige Entscheidung getroffen worden. Aber auch hier wurde wieder gehirnfern und übereifrig agiert. Ich gebe ein Beispiel: Bentonit wird verboten! Bentonit ist ein Gesteinsmehl und hat seinen Ursprung in jenem Ort, wo man die heilsame Erde entdeckte: in Fort Benton in Montana. Bentonit enthält u.a. Aluminium. Allerdings - und das ist wesentlich - ist es hier in bereits *oxidierter* Form enthalten. Und gerade das oxidierte Aluminium ist hier einer der wichtigsten Bausteine. Bentonit entlastet Leber und Niere, absorbiert radioaktive Elemente, Schwermetalle und andere Schadstoffe bereits im Verdauungstrakt, bevor sie sich wo

anders festsetzen bzw. in die Organe oder ins Gehirn gelangen können.

Bingo, mal wieder was Gutes vom Markt!

Ein Ende ist nicht in Sicht. Sollte die Kanzlerin das TAA (Transatlantikabkommen) unterzeichnen, dann haben wir hier nichts mehr zu melden. Nichtinformierte Menschen essen dann Chlorhähnchen und überlassen den Rockefellers, Monzanto und Konsorten unser letztes Hemd, unsere Herkunft, unsere Tradition, unsere Würde!

Es wird kein Land mehr selbstbestimmt leben können.

Wer will das?

***

Über die Notwendigkeit einer synergetischen Zusatznahrung diskutiere ich nicht mehr. Es sollte inzwischen jeder verstanden haben, dass wir im Supermarkt vor vollen Regalen stehen, uns vergiften und in den Zellen verhungern. Meine Erfahrung zeigt allerdings, dass für einige Menschen die Zellnahrung nichts kosten darf, zumindest nicht aus eigener Tasche. Zigaretten dürfen ganz viel kosten. Aber wenn wir schon an dem Punkt angelangt sind, an dem es nicht mehr ohne Zusatznahrung geht, dann muss es das Beste vom Besten sein. Es liegt auf der Hand, dass die Brauseröhrchen aus Supermärkten besser in ihrem Körbchen liegen bleiben sollten, dann würden sie nämlich bald vom Markt verschwinden. Wir Verbraucher haben das in der Hand.

Oscar Wilde sagte mal: „Heute kennen die Menschen von allem den Preis und von nichts den Wert." Was würdest du tun, wenn die Krankenkasse Vitalstoffe bezahlen würde? Die Kassen könnten sofort günstigere Beiträge erheben. Diesbezüglich habe ich schon einige Gespräche geführt: Sie dürfen es nicht, ihnen sind die „Hände gebunden". Na, wer bindet denn da? Wer schließt denn hier welche Verträge?

***

Auf die zweite große Vernichtungswaffe – die nicht mehr aufzuhaltende Genmanipulation, möchte ich dringend aufmerksam machen. Niemand hat bisher die Ampel auf Rot gestellt, so dass sich die Gefahr für Mensch, Tier und den Planeten verselbständigt hat. Das Thema ist so groß und wichtig, dass ich empfehle, sich in weiterführende Literatur einzulesen. Sehr aufschlussreich finde ich das Buch von F. William Engdahl „Saat der Zerstörung".

Engdahl arbeitet als freier Journalist in New York und Europa und ist bekannt als Sprecher bei internationalen Konferenzen über Geopolitik sowie Wirtschafts- und Energiethemen. Der Klappentext seines Buches hatte mich neugierig gemacht:

Innerhalb von fünf bis höchstens zehn Jahren werden sich wesentliche Teile der weltweiten Nahrungsmittelversorgung in den Händen von nur vier global agierenden Großkonzernen befinden. Diese Firmen halten exklusive Patente auf Saatgut, ohne das kein Bauer oder Landwirt der Welt säen oder später ernten kann. Es handelt sich dabei allerdings nicht um gewöhnliches Saatgut, sondern um solches, das genmanipuliert wurde. Eine besondere Entwicklung ist das „Terminator-Saatgut". Es lässt nur eine Fruchtfolge zu. Danach begehen die Samen Selbstmord und sind nicht wiederverwendbar. Damit soll sichergestellt

werden, dass Saatgut jedes Jahr neu erworben werden muss
– ein Geschäft, das der Teufel nicht hätte besser erfinden
können. Wird diese Entwicklung nicht aufgehalten, besteht
eine neue, bislang nicht für möglich gehaltene
Leibeigenschaft.

Ich frage mich: Was kommt hier auf uns zu, wenn
Rockefellers und ihre Anhänger oder die Genetiker dieser
Welt Gott spielen wollen? Schon 2006 warnte Pabst
Benedikt XVI davor, „die Grundstruktur des Lebens, wie
Gott sie gewollt und geplant hat, zu verändern."

Engdahl schrieb noch einen weiteren Geopolitik-Bestseller:
„Mit der Ölwaffe zur Geldmacht". Darin las ich einen
bedenklichen Satz, eine frühere Aussage Henry Kissingers:
„Hat man die Kontrolle über Öl, beherrscht man ein Land;
kontrolliert man die Nahrungsmittel, beherrscht man ein
Volk"! Wie krank ist das denn?

***

Um die Jahrtausendwende hörte ich zum ersten mal das
Wort „Chemtrails", fing an zu recherchieren und wollte es
nicht wirklich wahr haben. Nur zögerlich sprach ich mit
vertrauten Menschen darüber. Es klang nach geheimer
Mission, die Bevölkerung sollte dumm gehalten werden.
Was wäre, wenn ich hier irgendwelchen Verschwörungs-
theorien auf den Leim ginge? Hmm…
Ich fragte einen Piloten, der bei mir Patient war, ob was dran
sei an der Geschichte. Er wurde nervös und dadurch
interessant für meine Ohren.

Inzwischen wird es nicht mehr bestritten, selbst öffentlich rechtliche Sender berichten darüber.

Besonders an schönen, sonnigen Tagen sind sie deutlich am Himmel zu sehen, die Chemtrails. Dem Kerosin werden Barium und Aluminium beigemischt, um - und das sollen wir glauben - das Ozonloch zu stopfen! Normale Kondensstreifen verlaufen schmal, Chemtrails verlaufen flächenförmig vernetzend. Mit dem Regen kommt dieses üble Gemisch natürlich runter in die Atemluft und in die Erde. Die verheerenden Folgen liegen auf der Hand, nicht so direkt, sondern schleichend. Eine deutliche Zunahme der Atemwegserkrankungen, wie COPD oder Asthma ist nur eine Begleiterscheinung der letzten Jahre. Aber auch die Tiere, Pflanzen und der gesamte Planet werden nicht verschont. Was ist hier los? Warum tun Menschen so etwas? Und warum lassen es noch mehr Menschen einfach geschehen ohne sich zu wehren?

Dieses Buch erscheint nun schon nach kurzer Zeit der Veröffentlichung in vierter Auflage. Das heißt, es wird von einigen tausend Menschen gelesen, genauso wie ich es mir gewünscht habe. Danke an jeden Einzelnen und an Alle, die große Mengen bestellt haben, um sie in ihren Gruppen, Firmen oder Gemeinden zu verteilen. So kann der Flügelschlag eines Schmetterlings im Rheinland eine Welle auslösen, die das andere Ende der Erde erreicht.

Geschenke ans' Leben

Und wie es aussieht, macht mir das Universum immer wieder Geschenke. Es mag daran liegen, dass ich meine Ziele und Wünsche klar formuliere und stets im Auge behalte. Das kann jeder tun! Ich denke niemals in Richtung Mangel oder Armut, sonst wird's mir wohlmöglich noch geschickt. Viele Menschen haben dieses Armutsdenken, erwarten oder erhoffen aber das große Glück und den Reichtum. Wie soll das gehen? Gebe, und Dir wird gegeben! Ich wiederhole mich gerne: Wenn Du Glück, Gesundheit und Reichtum in Dein Leben holen willst, dann verändere Deine Gedanken!

Wie sich das auswirken kann, erzähle ich anhand meiner Geschichte mit unserer lieben Gräfin.

Unser damaliger Abend bei ihr veränderte einiges in unserem Leben. Mit den Produkten stellten sich alsbald verblüffende Ergebnisse bei den Patienten ein, die sich noch mal deutlich von den bisherigen unterschieden. Nebenbei wurde mir noch eine Lösungsmöglichkeit für Geringverdiener förmlich auf dem Tablett serviert.
Es musste sein! Ich wechselte die Firma und die Produkte.
Viel zu erhaben und dankbar war das Gefühl, auf eine Schatztruhe für Jedermann gestoßen zu sein.

* * *

Ich wollte alles wissen, was es zu wissen gibt. Sie hatte schon einige Andeutungen gemacht und versorgte mich fortan mit sämtlichen Informationen, die sie herbeischaffen konnte. Es waren viele, aber mir macht Lernen Spaß. Vom Lehrling bis zum Meister braucht es seine Zeit. Ich wurde neugierig zu erfahren, welche Menschen dahinter stehen. Wer ist in der Lage, solche Produkte für uns herzustellen? Was ist hier anders? Sind es nur die Produkte oder ist es noch viel mehr?

Die Firmengründer kommen regelmäßig aus den USA nach Deutschland, um eine gegenseitige Inspiration und eine gemeinsame Weiterentwicklung zu ermöglichen.

Um das alles zu erleben, fuhren wir gemeinsam zu einem großen Event in die Schwarzwaldhalle nach Karlsruhe, das jedes Jahr stattfindet und an dem 3000 Menschen teilnehmen. Niemals sonst gehe ich zu Großveranstaltungen, weil ich Ansammlungen von Menschenmassen scheue. Schon in der Eingangshalle bemerkte ich, dass die Anwesenden irgendwie gut drauf waren. Gegen Abend wusste ich warum.

Da war er, der Spirit. Da waren die Menschen, die Meilensteine bewegten, da waren sie, denen ich begegnen wollte. Ich lernte viele gut gelaunte und gut aussehende Menschen kennen, im Publikum und auf der Bühne.

Das perfekte Team

Da war er, der Urheber und Visionär, nicht mehr ganz jung, aber klar. Sein Charisma, sein Handeln und die Worte, die aus tiefstem Herzen kamen, gaben mir sofort das Gefühl, eingeladen zu sein. Mit ihm und seinen Kollegen wollte ich gerne in einem Boot sitzen. Keines seiner Worte wollte ich verpassen. In jungen Jahren lernte er den Beruf des Pharmazeuten und übernahm bald einige Apotheken. Geschäftlich ging's ihm gut. Doch irgendwann war er überzeugt, mit dem Verkauf von chemischen Produkten nicht mehr das Richtige zu tun. Er erkannte, dass die Menschen auf eine Versorgung der Zellen angewiesen sind und die Natur uns eine perfekte Apotheke zur Verfügung stellt. Oh, wie ich solche Menschen verstehe. Hier war er wieder, dieser Gleichklang! Als Pharmazeut folgte er seiner Vision und blieb ihr immer treu. Nie vergesse ich seine Botschaft: Lege deinen Fokus stets auf das, was du willst, nicht auf das, was du nicht willst!

Er verkaufte seine Apotheken, erwarb im Jahre 1992 eine alt eingesessene Produktionsstätte für Nahrungsergänzungs-mittel in Amerika und begann, den Verbrauchern hochwertige Nahrungsergänzung zur Verfügung zu stellen. Dies war der Beginn einer heute weltweit bekannten Nutrition-Firma, der Anfang zu einem neuen Lebensgefühl! Hier zeigt es sich: Wenn die Vision stimmt, dann kommt der Erfolg – ohne Widerstand!

Einige Jahre später begegnete er einem ebenso erfolgreichen Mann, einem Ausnahme-Mediziner, der sich nun – hier in Karlsruhe – in bescheidener Zurückhaltung zu ihm auf die Bühne gesellte. Die tiefe Vertrautheit zwischen ihnen war spürbar. Diese meine erste Wahrnehmung ist mir noch gut im Gedächtnis.
Seit 2001 ergänzen sich die beiden grandios. Sie bilden *das perfekte Team*! So ist es noch heute. In ihren leitenden Händen liegt die Entwicklung der synergetischen Formulierungen, die diese Produkte so einzigartig machen.

Es gab mir ein gutes Gefühl, die Menschen kennenzulernen, denen wir diese wertvolle Produktpalette zu verdanken haben. Als besonders sympathisch empfand ich, dass die beiden nicht so daher kommen, als seien es einzig die Produkte, die unserem Körper zu einem ganzheitlichen Wohlbefinden verhelfen können. Man spürt ihre Leidenschaft, uns Menschen zu inspirieren, ein gesundes Leben zu führen. Ich verpasse seit 2010 natürlich kein Event mehr und bin stets angenehm berührt, den Botschaften dieser beiden Persönlichkeiten lauschen zu dürfen. Sie fühlen sich uns Menschen verpflichtet und laden uns ein, unseren Lebensstil anzuschauen: Wie bewegen wir uns, wie ernähren wir uns, wie denken wir, wie gehen wir miteinander um, welche Wünsche haben wir ans Leben? Am Abend eines solchen Tages nimmt man den Geschenkkorb des Lebens mit nach Hause und füllt ihn immerzu weiter.

Nach einigem Hinschauen erfuhr ich seine wahre Fachkompetenz: Unser sympathischer Doktor ist qualifiziert in Pharmakologie, Laborforschung und innerer Medizin. An der Ostküste Amerikas ist er als ehemals ärztlicher Direktor der ersten ganzheitlichen Klinik kein Unbekannter. Als Ernährungs- und Komplementärmediziner arbeitete er an den besten Krankenhäusern der USA mit Krebspatienten und wurde Facharzt für Hämatologie, Onkologie und Innere Medizin. Kaum ein anderer hat sich um immunologische Forschung, insbesondere der Erforschung und Wirksamkeit von Antioxidantien, so verdient gemacht. Er gehört zu den fachkundigsten Wissenschaftlern und Krankenhausärzten weltweit, zertifiziert vom American College of Nutrition und dem American Board of Holistic Medicine.

Die Produkte sind also Ergebnisse *fundierter* Wissenschaft!

Heute, fast fünf Jahre später, blicke ich zurück auf Begegnungen und Schulungen mit diesem großartigen Mediziner und weiß: Nie zuvor traf ich einen besseren Lehrer, der den Menschen mit so viel Geduld und Ausdauer sein Wissen zur Verfügung stellt.

Nie zuvor konnte ich die komplizierten Zusammenhänge der Zellbiologie so verinnerlichen. Ich bin dankbar, von ihm lernen zu dürfen, wohl wissend, dass ich selbst ein ganz kleines Rad drehe.

Zu Anfang wurden die Produkte nur an Ärzte und Kliniken abgegeben. Stets wurden neueste wissenschaftliche Erkenntnisse in die Rezepturen einbezogen und ein Herstellungsverfahren entwickelt, das ohne Zusätze auskommt und es schafft, alle Enzyme und sekundären Pflanzenstoffe zu erhalten. Eine einzigartige Synergie wurde erschaffen und patentiert, sodass es keine verunreinigten Nachahmungen geben wird. Zu Beginn des neuen Jahrtausends wurden die revolutionären Produkte für jedermann frei zugänglich.

Die Vision ging weiter: Die Produkte sollten für jeden Menschen erschwinglich werden. Eine Geschäftsidee wurde geboren – und so kam eine schwäbische Spürnase ins Spiel, eine grandiose Frau! Sie wurde eine der erfolgreichsten Frauen Europas und Lehrerin für Menschen, die ein selbstbestimmtes Leben führen wollen.

Mit ihr wurde ein Konsumentennetzwerk auf solide Beine gestellt. Sie hat unzähligen Menschen geholfen, ihr Ziel zu erreichen und macht es immer noch, obwohl sie es finanziell schon lange nicht mehr braucht. Ihre Beziehungen beruhen stets auf gegenseitiger Inspiration, sind aufgeschlossen, nie einseitig.

* * *

Das Event hatte den letzten Auslöser gegeben, dabei sein zu wollen. Mir war klar: Hier liegt der Schlüssel! Ich rief alle Freunde an und erzählte davon. Das Firmenkonzept und die Produkte finde ich so genial, ich wollte, dass jeder das erfährt und seine Chancen sieht. Allerdings beobachtete ich, dass hoch intelligente Lösungen wie diese und das Potenzial, das dahinter steckt, nicht immer direkt verstanden werden. Egal, ich bleibe mit großer Leidenschaft am Ball und bin sicher: Es kommt. Es ist am Werden – wenn du es eilig hast, gehe langsam ... Täglich kommen in 67 Ländern viele, viele Menschen dazu!

Goldmine für Jedermann

Die Schatztruhe entpuppte sich als eine Goldmine. Denn nicht nur die Produkte waren eine große Überraschung, sondern der eigentliche Spirit liegt darin, dass jeder Mensch diese hochwertigen Produkte durch Weiterempfehlung kostenlos haben kann. Dieses Geschäftsmodell etabliert sich allmählich auch in Deutschland unter dem Begriff Empfehlungsmarketing oder Networkmarketing. In ein paar Jahren wird es jeder verstehen. Manchmal sitzt noch bei meinen Vorträgen im Publikum ein Allesversteher, der genau zu wissen glaubt, dass es sich hier um ein Schneeballsystem handelt. Das macht nichts. Auch dieser Mensch wird irgendwann den Unterschied verstehen. Daran glaube ich.

Jeder kann es haben, die Armen und Reichen, Kranke und Gesunde, Frauen und Männer, Menschen aus allen Berufsgruppen, das bedeutet: Alle, die es wollen! Alle, die begriffen haben, dass in unserer Nahrung so gut wie nix mehr drin ist!

Das Weitersagen dupliziert sich, und die Kraft der Duplikation kann aus einem Samenkorn einen Baumstamm mit vielen Ästen und Zweigen machen. So geschieht es auch bei mir. Auf diese Weise hat jeder Mensch dieselbe Chance, ohne Risiko und ohne Investition in ein selbstbestimmtes Leben zu gehen. In ein Leben, in dem wieder Träume realisiert werden können und Zeit nicht mehr gegen Geld eingetauscht wird.

Leben wie ich will, Leben wo ich will, Leben mit wem ich will.

Wo sind Deine Träume?
Manchmal muss ich mich kneifen, um sicher zu sein, dass ich nicht träume. Während meiner Tätigkeit in einem börsenorientierten Konzern war mir jederzeit klar, dass ich als einzelner Mensch nicht wichtig bin.
Nun bin ich an einem Ort, an dem man sich die Hände reicht. Die neue Zeit ist spürbar, ganz unmittelbar. Uns liegt ein Geschenkkorb zu Füßen, wir brauchen nur hineinzugreifen.

Das Prinzip des erfolgreichen Network-Marketings wird z. B. in dem Buch „Von Mensch zu Mensch" von Gabi Steiner gut erklärt. Lies es, und du wirst schlaflose Nächte haben.

Seriöses Empfehlungsmarketing wird als Chance für die Gesellschaft erkannt und als Lösungskonzept bereits an verschiedenen Universitäten gelehrt, u. a. durch Prof. Zacharias an der Fachhochschule Worms.

Teamwork

Mein Mann machte nach dem Abend bei unserer Gräfin sofort mit. Auch er spürte das JA in sich und fragte nicht lange. Er ist Zahnarzt. Im Zusammenleben mit mir kommt er nicht umhin, er kriegt die Dinge mit. Für einen Schulmediziner eher noch ungewöhnlich, hat er sich seine Neugierde bewahrt und lässt Neues zu. Er wurde ganz bald zum überzeugten Produktnutzer, begann es seinen Patienten zu empfehlen und dokumentiert die Ergebnisse in der Mundhöhle, nur für sich, nicht zur Veröffentlichung. So halte ich es auch in meiner Praxis. Viel zu groß ist – noch – der Widerstand der Schulmediziner, die wenig Ahnung von Zellnahrung haben und den Patienten sogar aus mangelnder Kenntnis – oder weil nicht evidenzbasiert – abraten „müssen". Woher sollen sie es wissen? An der Uni lernt man keine Alternativen kennen, auch lernt man nicht, welche Heilpflanzen die Natur uns zur Verfügung stellt. Unser Gesundheitssystem gibt aus verschiedenen Gründen nichts Besseres her – nicht zuletzt aus wirtschaftspolitischen Gründen. So kann man leicht in ein Hamsterrad geraten.

Liebe Ärzte: Ihr seid herzlich eingeladen. Heilpraktiker und Ärzte sollten nicht länger gegeneinander arbeiten, sondern Partner sein im Interesse der Hauptperson, des gemeinsamen Patienten. Denn jede Disziplin kann irgendwas besonders gut und manche Themen können vom therapeutischen Partner besser oder sanfter behandelt werden.

Mein Mann führt inzwischen eine „Praxis für vitalstoffunterstützte Zahnheilkunde". Sein Personal steht geschlossen und mit Stolz an seiner Seite.

Immerhin, das Interesse ist geweckt, wir bemerken es an der wachsenden Nachfrage. Anders ist es bei Medizinern, die zu unserem Freundeskreis gehören, hier spalten sich zwei Lager. Anfangs haben wir begeistert davon erzählt. Die einen wollen alles so lassen, wie es ist. Bei ihnen haben wir gelernt zu schweigen, ohne zu platzen. Ich als Heilpraktikerin halte sowieso die Klappe, ich rede nicht gerne gegen Mauern.

Die anderen erkennen bereits, was sich im Gesundheitssystem abzeichnet. Ich glaube, es ist nur noch eine Frage der Zeit. In der Realität ist es so, dass Ärzte sich an Leitlinien halten müssen. Präventionstherapie existiert nicht. Zum Beispiel muss der Arzt gegen den Bluthochdruck vielerlei Pillchen verordnen, für die er dann von der Krankenkasse mit Zuzahlung aus eigener Tasche bedroht wird, sofern er sein Budget überschreitet.

Und wenn er mal ein Pillchen nicht verordnet hat, dann droht ihm der Rechtsanwalt des Patienten mit einer Klage, falls der Patient einen Schlaganfall erlitten hat.

Nun stellt euch mal vor, der Arzt würde dem Patienten jetzt auch noch Vitalstoffe empfehlen. Darf er das nach vorliegendem Leitfaden überhaupt? Puuh, das ist nicht einfach! Es werden sich vermutlich mehr und mehr Ärzte vom bestehenden System abkoppeln, sofern sie ihrem Beruf, ihrer Berufung, noch gerecht werden wollen. Einige gibt's schon, eine Zusammenarbeit mit ihnen ist wunderbar befruchtend. Wir lernen von- und miteinander. Auch hier gibt es den heilsamen, gemeinsamen Tanz.

Weiterentwicklung

Seit etwa zehn Jahren bin ich Vitalfeld-Therapeutin. Die Fortbildungen und Kongresse sind jedes Mal ein Seelenschmaus und ziehen in meinem Gehirn immer wieder neue Register. Die Vitalfeldtechnologie begann vor 20 Jahren Einzug zu halten in moderne Praxen, die von aufgeschlossenen Therapeuten geführt werden. Zu Anfang traf man auf den Veranstaltungen vorwiegend Heilpraktiker und ein paar Ausnahmeärzte. In diesem Jahr waren wir etwa 350 Teilnehmer, ein gesundes Gemisch aus Ärzten und Heilpraktikern. Mein Mann war mit wachsendem Interesse an meiner Seite. Ich glaube, wir Heilpraktiker haben durch unsere Hartnäckigkeit einen Anteil daran, dass in den letzten Jahrzehnten immer mehr Schulmediziner aus ihrem Tiefschlaf erwachen.
Wir tanzen gemeinsam durch den Paradigmenwechsel.

Die Referenten – es sind Heilpraktiker, Ärzte, Professoren und hoch gebildete Wegbegleiter aus der ehemaligen Schulmedizin – sind nicht mehr zögerlich in der

Gegenbewegung zum bestehenden, vielerorts nicht bewährten Gesundheitssystem. Sie erlauben sich, ihren Blickwinkel zu ändern und uns teilhaben zu lassen. Viel zu eindeutig sind die Erfolge derer wissenschaftlich belegt, die die Genese des Krebses als Störung in der Atmungskette der Zelle verstehen und entsprechend sorgsam damit umgehen. Mit achtsamer Begleitung und den individuell ausgesuchten Vitalstoffen kann ein Mensch durchaus mit seinem Krebs zusammen in guter Verfassung alt werden. Wir alle haben entartete Zellen in uns, doch um sich zu verbreiten, müssen sie das kollagene Gefäßnetz durchwandern, was nur wenigen gelingt. Was liegt also näher: Haltet euer System stabil, mit der richtigen Zellnahrung sollte es gelingen.

Und in euren Gedanken ist es ratsam, sich von zwei Nervenkillern zu trennen: nachtragende Unverzeihlichkeit und Hass.

Ich bin glücklich, dass mich solche Gedanken nicht stressen. Wird eine Karzinom-Operation erforderlich, ist nicht einzusehen, warum anschließend noch mit Chemotherapie behandelt wird. Hingegen kann eine Tumorverkleinerung durch Chemo im Einzelfall durchaus eine sinnvolle Lösung sein. Endlich treffe ich hier weitere Onkologen, die bereit sind, das Krebsgeschehen nicht als genetischen Webfehler, sondern als eine Art Netzwerkerkrankung zu sehen. Die Thematik ist viel zu vielschichtig und längst nicht gelöst, doch ich hoffe sehr, dass wir nun breit gesellschaftlich darüber nachdenken werden, denn jährlich werden in Deutschland etwa 360.000 neue Krebserkrankungen diagnostiziert. Die Erfolge der etablierten Onkologie sind seit Jahrzehnten erschreckend gering, es sterben jedes Jahr 210.000 Menschen in Deutschland an dieser Erkrankung.

Am Äquator erkranken deutlich weniger Menschen an Krebs als am Nordpol. Vitamin-D-Mangel spielt unter anderem eine große Rolle. Schon durch einfache Maßnahmen ließe sich die Brustkrebsrate deutlich senken. Davon ist die Mammographie noch Lichtjahre entfernt. Auch für andere Krebsarten ließe sich mit einfachen Mitteln Prophylaxe betreiben, wenn das Tool wieder aufgefüllt und das biochemische Milieu geordnet würde. Stattdessen herrscht Chaos. Unser Körper ist auf Rhythmus und Ordnung angewiesen. Wieso wird das übersehen?

Ich maße mir nicht an, die Vielschichtigkeit dieser und anderer schwersten Erkrankungen hier in ein paar Zeilen abzuhandeln, ich möchte lediglich anklopfen und Hallo sagen! Zum Nachdenken auffordern!

Die Ärztin neben mir in der Reihe meinte: „In vier Tagen lernt man hier mehr als in acht Semestern an der Uni." Von einem Tierarzt, mit dem wir auf dem Kongress kurzweilige Zeit verbrachten, durfte ich lernen, dass die Kühe und Schweine aufgrund der Futtermittelindustrie so viele Transfettsäuren durch das Beimischen von ranzigem Abfall und Frittierfett erhalten, dass ihre Leber durch minderwertige Ketonketten regelrecht vergiftet wird. Üblicherweise bekommen sie dann ihren medikamentösen Giftcocktail, landen anschließend vom Schlachthof geradewegs auf deinem Teller!

Gut bekomm's! Wertvolle Omega-3-Fette können die Tiere nur bilden, sofern sie artgerecht auf der Weide fressen. Auch hier finde ich mich in einem Personenkreis wieder, der am Großen und Ganzen mitwirkt und interessiert ist an einer Zukunft, die durch Nachhaltigkeit einen Beitrag zur Veränderung dieser Welt leistet. In diesem Jahr fand der Kongress im Münchner Raum statt. Ähnlich wie auf den

Events in Karlsruhe wurden die wohlwollenden Eigenschaften der Teilnehmer zum Sammelbecken der Energie, die den ganzen Saal erfasste. Vergleichsweise bin ich manchmal auf Ärztetagungen begleitend dabei. Die Energie ist nett, eher etwas gediegener. Und in der Tiefgarage parken andere Autos.

Ich fühle mich reich beschenkt, während der Kongressveranstaltung einem weiteren sehr bescheidenen, visionären Menschen begegnet zu sein, der durch sein TUN einen sich weit ausdehnenden Beitrag für diese Erde leistet. Er ist Gründer einer bekannten ägyptischen Unternehmensgruppe aus Kairo, hat in Deutschland studiert, trägt einen Professorentitel und liebt unsere Kultur. Goethe und Schiller sind Balsam für seine Seele. Seine Sprache ist die eines weisen Mannes. Ihm zuzuhören ist innere Zustimmung. Er sagt, wenn man viele Fenster aufmacht, dann sieht man Dinge, die vorher nicht sichtbar waren, wodurch sich das Bewusstsein entwickeln kann, gesund zu leben und andere zu begleiten. Das gefällt mir!
Er schaffte es, Teile der ägyptischen Wüste mit biologischen Systemen fruchtbar zu machen und erzählte von den vielen Hindernissen, an denen er stets gewachsen ist. Durch seine Initiative werden die Baumwollfelder nicht mehr mit 80.000 Tonnen Pestiziden pro Jahr besprüht, sondern durch biologische Maßnahmen gesund gehalten. Nicht nur die Baumwolle, sondern auch viele andere biologische Erzeugnisse werden nun in die ganze Welt exportiert und geben den Menschen in den ägyptischen Arbeitsstätten Bildung und Würde. Ihm ist es wichtig, dass die Firmen wieder Lebensmittel produzieren und nicht – wie in der Industrie – tote Nahrungsmittel.

Welch ein Gleichklang in meinen Herzohren!

Es gibt durch seine Initiative eine Krankenstation im Randgebiet von Kairo, die nach modernsten Erkenntnissen arbeitet, die Menschen gesund ernährt und – was mich sehr berührt hat – dort wird mit derselben effizienten Vitalfeld-Technologie gearbeitet, die auch ich in meiner Praxis habe.

Hannas Geschichte

Aus erster Ehe hat mein Mann zwei Töchter. Seine Hanna, die älteste, ist am 01.01.1985 geboren, meine Laura am 31.12.1985. Wenn man Hanna und Laura zusammen erlebt, sieht man den Funkenflug zwischen den Herzen. Hanna lebt mit offenen Türen und zeigt ihre Gefühle. In der Schule und im Unterricht sah sie nicht immer den Sinn des Lebens. Anders ihre jüngere Schwester. In meiner Wahrnehmung zeigt sie mehr Verschlossenheit und liebt es eher intellektuell. Sie studiert derzeit noch in Berlin und bringt Bestnoten, wie schon als Kind.

Hanna hat ihren Abschluss als Heilerziehungspflegerin geschafft und ist glücklich, wenn sie Schwächeren helfen kann.

Allerdings braucht auch sie manchmal Hilfe. In ihrem noch jungen Leben gab es einige Sensationen.

Als Jugendliche verunglückte sie mit einem Bus und wurde schwer verletzt. Jahre später bekam sie anhaltende Kopfschmerzen und erblindete auf einem Auge. Diagnose: retrobulbäre Neuritis. Wirkliche Hinweise gab es nicht, aber man braucht ja eine Diagnose. Der Augennerv wurde regelmäßig untersucht und blieb ohne Befund, MS oder andere neurotoxische Erkrankungen konnten ausgeschlossen werden. Schließlich wurde die Diagnose korrigiert und auf psychogene Blindheit reduziert. Dies blieb für einige Jahre so, zwischendurch gab es einen länger anhaltenden Klinikaufenthalt in der Psychiatrie.

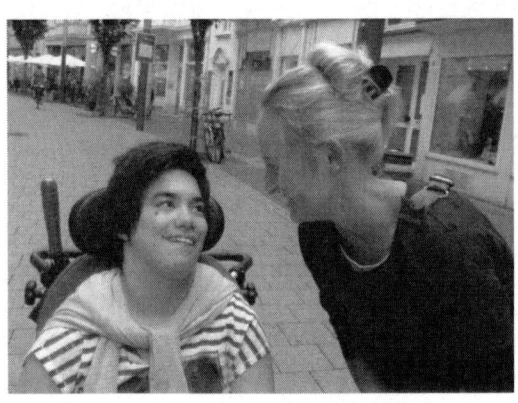

Als wir die neuen, natürlichen Produkte kennenlernten, gaben wir Hanna einige davon. Ich diagnostizierte mit meinen bescheidenen Möglichkeiten ein Übermaß an Metallen und Giftstoffen im Gehirn, gepaart mit Mangel an Zellnahrung und systemischer Unordnung.

Das Pulver wollte sie nicht nehmen, wohl aber andere Produkte der Firma in Tabletten- oder Kapselform. Nach einem halben Jahr konnte sie über Nacht wieder auf beiden Augen sehen! Wir waren überglücklich und führten dies im Wesentlichen auf die Vitalstoffe zurück. Doch die Freude hielt nicht lange an!

Nach einigen Monaten erblindete sie über Nacht auf beiden Augen. Eine Restsehfähigkeit von 10 % blieb ihr erhalten. Der Schock war groß für ihre Eltern. Hanna trug es mit erstaunlicher Ruhe, fast so, als würde sie einen Sinn darin erkennen. Aus meiner Sicht gab es den natürlich.

Sie lebte in einer Lebensgemeinschaft mit einem netten jungen Mann. Das blieb noch eine Weile so. Hanna wollte die Beziehung irgendwann nicht mehr. Die Blindheit hatte andere Gefühlsebenen in ihr zum Vorschein gebracht.

Jetzt hatte sie viel Zeit, konnte ihre Fingerchen nicht mehr stundenlang auf dem Handy tanzen lassen, wie man es in der Straßenbahn und überall bei Kindern und Jugendlichen, inzwischen auch bei den Alten, sieht. Vielerlei Aktivitäten fielen flach, es war Zeit für Innenschau. Hanna war schon immer sehr verbindlich und umtriebig in Freundschaften, deshalb war sie nicht einsam. Sie begann, Liebe für sich anders zu definieren.

Ihre doppelseitige plötzliche Blindheit im Alter von 25 Jahren war ein Rätsel für alle sogenannten Kapazitäten auf dem Gebiet der Augenheilkunde und der Neurologie. Heilung konnte nicht in Aussicht gestellt werden. Sie wurde arbeitslos und im Anschluss an einen Krankenhausaufenthalt in eine Rehabilitationsmaßnahme geschickt mit gleichzeitigem Antrag auf Rente. Parallel wurde eine Schule zum Erlernen der Blindenschrift gesucht. Die endgültige Diagnose: psychogene Blindheit!

Ich blieb in Kontakt mit ihr und bekam in den Meditationen andere Bilder, solche, die eine Heilung in sichtbare Nähe rückten.

Darüber spricht man in unserer Gesellschaft nicht. Meinem Mann erzählte ich davon, er versteht das, wenn ich so was sage. Denn er weiß, dann spricht nicht mein Verstand, sondern das kommt von irgendwo.

Er war sofort einverstanden, als ich ihm eine Liste der nötigen Transmitterstoffe, essenzielle Fettsäuren und Zellsymbiosestoffe gab, die Hanna meines Erachtens nehmen sollte. Es waren viele! Nach meinen Untersuchungsergebnissen, die auf biophysikalischen Messungen beruhen, hatte Hanna nach wie vor ein massives Toxinproblem, eine hohe Metallbelastung gepaart mit Mangel an lebensnotwendigen Zellnährstoffen.

Wieder gaben wir ihr diese Vitalstoffe, die Grundversorgung und alle Support-Stoffe, die ich auch den MS- und Parkinsonpatienten oder bei schwerster Migräne empfehle. Sie hatte nichts zu verlieren.

Oft dachte ich an die weisen Worte, die ich in Karlsruhe gehört hatte: „Lege deinen Fokus auf das, was du willst, nicht auf das, was du nicht willst."

Hanna hatte zahlreiche aufwendige und höchst unangenehme Untersuchungen im Laufe der Zeit über sich ergehen lassen.

Dann gab es wieder einen kleinen Hoffnungsschimmer. Ich hörte von einem Professor für Augenheilkunde, der sich auf spezielle Untersuchungen der Netzhaut versteht und schon vielen Menschen helfen konnte. Wir machten sofort einen Termin, ich begleitete Hanna dorthin und wurde alsbald ebenso frustriert wie sie.

Da ich gesund bin und schon lange nicht mehr in Kliniken oder in einer größeren Arztpraxis war, wusste ich nicht mehr viel über die Szenarien.

Hier schien mir, als hätten Computer in der Arzt-Patienten-Beziehung die Oberhand. Unruhe, wohin ich schaute. Viele bewegten sich im Laufschritt, schienen ihr Bestes zu geben. Viele Türen gingen auf und wieder zu. Viele Lampen verteilten viel künstliches Licht an die vielen Mitarbeiter, die viele wichtige Sachen machten.

Ich stellte mir vor, wie es wohl sein müsse, an einem solchen Ort zu arbeiten.

Oh, wie schön ist's doch im Hühnerstall!

Ich bin nun mal ein großer Freund von artgerechter Haltung, auch beim Menschen. Ihm täte Sonnenlicht gut, stattdessen schluckt er Vitamin D in Kapselform!

Die Audienz bei der Kapazität dauerte fünf Minuten, nachdem zuvor einige Messungen vom Personal durchgeführt und per Mausklick auf den Computer des Sprechzimmers übertragen worden waren. Man wartet und wartet. Dann kommt er. Endlich. Jetzt kommt die Lösung.

Einen Blickkontakt zwischen Hanna und dem Arzt gab es nicht. Er war mit dem Bildschirm in Kontakt, tolle Aufnahmen. Beeindruckend, was Technik heute so alles kann. Eine Ursache für die Erblindung konnte er mit großem Bedauern nicht feststellen, wie schon all seine Kollegen zuvor. Nach vier Minuten war er fertig.

Glaubt mir: Da fühlt man sich nicht wirklich gut! Ich will ihm nicht Unrecht tun und seine Fähigkeiten nicht mindern, denn viele Menschen werden ihm dankbar sein, da er ihnen helfen konnte.

Eine Minute seiner kostbaren Zeit wollte ich noch ergattern und fragte: „Kann es sein, dass Hanna Giftstoffe oder Metalle im Gehirn hat und ihr gleichzeitig Nährstoffe für eine reibungslose Zellkommunikation fehlen?"

Seinen Blick werde ich nie vergessen. Er schaute mich an, als sei ich ein verirrter Alien: „So einen Blödsinn habe ich noch nie gehört." Honorar: € 280,00.

Auf der Rückfahrt fragte ich Hanna: „Was willst du?" „Weitermachen!"
Sie nahm Monat für Monat Vitalstoffe.
„Lege deinen Fokus ..."

Am Morgen des 23. Dezember 2012 rief Hanna an: „Papa, ich habe in dieser Nacht die schlimmsten Kopfschmerzen meines Lebens gehabt und hatte den Kopf immer und immer wieder in der Kloschüssel, bis nichts mehr raus kam. Ich hab ja schon viel erlebt, aber das war so richtig grausam. Jetzt ist es vorbei. Papa, setz dich mal! Warum? Setz dich! Okay! Ich kann wieder sehen – auf beiden Augen! Nichts verraten, ich will's der Ursula selbst sagen!" Weihnachten konnte kommen.
Weitere Geschenke verloren an Wertigkeit.

Der Rentenantrag und das Erlernen der Blindenschrift wurden storniert. Ihren alten Job als Altenpflegerin hat sie sofort wieder bekommen und begleitet mit Hingabe Menschen hinüber in den Tod. Das ist Hanna! Inzwischen hat sie eine süße kleine Wohnung und sieht ihrem neuen Leben entgegen.

Die hochwertige Qualität der Vitalstoffe hat an Hannas Werdegang großen Anteil. Daran besteht für uns kein Zweifel. Ja, ja, an emotionalen Erlebnissen fehlt es uns nicht in unserem Umfeld. Im Großen und Kleinen erleben wir Tag für Tag ergreifende Geschichten und kleine Wunder. Bei dem einen ist es die Haut, beim nächsten Rheuma, Migräne oder ADHS und seit neuestem ist es die Fettleibigkeit, von denen die Menschen sich nach derzeitigen Beobachtungen dauerhaft befreien können – ohne zu hungern, ohne Jo-Jo! Wir dürfen dabei sein, während Menschen sich weiterentwickeln und zu dem heranwachsen, was sie sind, was sie in sich tragen und nun nach Außen zeigen können.

Intelligente Lösungen

Eines der größten Geheimnisse scheint darin zu liegen, den intelligenten Lösungen zu folgen, die bereits geboren sind, die andere bereits für uns auf den Weg gebracht haben und die eine starke Gemeinschaft bilden. Man braucht nicht immer neue Babys, vielmehr könnten wir uns auch vermehrt um die kümmern, die es schon gibt. Ich hab's getan.
Dies ist im übertragenen Sinne auf fast allen Ebenen möglich.
Das Alte kennen wir schon lange, das Neue ist die Herausforderung. Große Veränderungen schafft man nur im Zusammenfügen einzelner Bausteine und mit Unterstützung vieler anderer Menschen, die im Gleichklang miteinander tanzen. Weltweit!   .

* * *

Mit Beginn des neuen Zyklus ging 2013 auch meine Seminarreihe der Arche Noah zu Ende. Die Vorbereitungszeit ist vorbei! Jetzt, in der neuen Zeit, kommen wir ins TUN. Endlich können wir umsetzen, worauf wir so lange hingearbeitet haben. Nun stehe ich vor einem größeren Publikum und trage etwas von meinem Wissen weiter. Das hätte ich mich früher nicht getraut.

Daran hat unsere erfolgreiche schwäbische Hausfrau auch einen Anteil. Im vorigen Sommer trafen wir sie auf Mallorca. Wir saßen am Hafen zusammen und ich erzählte in kurzen Zügen meine Geschichte. Sie ließ keinen Zweifel daran, dass die Geschichte erzählt werden *muss*, dass auch andere sie hören sollten. Wer sie kennt, der weiß, wie sie es geschafft hat, dass ich irgendwann vor einem größeren Publikum stand, zunächst meine Geschichte erzählte und schließlich einen Vortrag über unsere Zellen hielt.
Den Vortrag über Zellen hatte ich schon häufiger gehalten, aber über Laura und mein Leben sprechen, das hatte ich noch nie getan. Es rührt die Menschen an. Ich glaube, dabei kommen einige an ihren eigenen Schmerz. Das darf so sein.

Ich mache weiter, so gut ich kann. Die schöne Praxis in Köln habe ich im April 2013 geschlossen. Die Zeit war zu Ende. Es kommt etwas Neues.
Ich hatte die Praxis annonciert, worauf u. a. ein sehr netter Arzt, Facharzt für Allgemein- und Orthomolekularmedizin, zur Besichtigung kam. Ihm gefielen die Räume sehr, doch sie waren für seine Zwecke nicht optimal. Die Räume hat er nicht genommen, vielmehr wurde er ein begeisterter Produktnutzer und ist nun in meinem Team. Als Fachmann erkannte er sofort die außergewöhnliche Qualität und das Potenzial. So kann's kommen!
Inzwischen lebe ich mit meinem Mann in einer netten Kleinstadt am Rhein. Wir sind nun beide pensioniert und freuen uns, jetzt mehr Zeit darin investieren zu können, unser Team zu unterstützen, das inzwischen zu einem

stattlichen Baum mit reifen Früchten heran gewachsen ist. Mehr und mehr werden wir den Menschen Lösungsmöglichkeiten aufzeigen, wie sie das Leben mit Zugewinn und mehr Lebensqualität realisieren können. Die große Herausforderung liegt darin, dass man bei diesem Konzept nur dann selbst erfolgreich werden kann, indem man anderen ihre Möglichkeiten zeigt und ihnen hilft, erfolgreich zu werden. Wie findest du das? Mir macht es leidenschaftliche Momente. Wir füttern uns gegenseitig!

Erkenne den Unterschied

Wer anderen Menschen hilft, wird keine Zeit haben für Depression. Wie beglückend es sein kann, wirklich mal etwas zu TUN, habe ich erfahren dürfen nach der großen Tsunami-Katastrophe 2004. Dieses höllische Ereignis hatte mich arg betroffen gemacht. Als ich dann auch noch erfuhr, dass die Menschen in staatlichen Krankenhäusern zwar versorgt wurden, in kleineren privat geführten Häusern aber nicht einmal mehr Medikamente ankamen, wollte ich nicht mehr zusehen. Kurz entschlossen buchte ich einen Flug nach Sri Lanka, sammelte so viele Medikamente wie möglich und packte einen riesigen Rucksack voll. Bei der Einreise verhandelte ich mit den mir vertrauten Partnern vom Seitenaltar meiner Kindheit und siehe da: Ich wurde als eine der wenigen Einreisenden nicht kontrolliert. Von Einheimischen ließ ich mich dann mit einem Tuck-Tuck über die Insel fahren und besuchte private Krankenhäuser. Ich habe beglückende Erinnerungen und Fotos aus dieser Zeit.

Mindestens einen nahen Verwandten hatte jeder der Überlebenden verloren, manche hatten ganz plötzlich keine Familie mehr. Eine betroffene Frau erzählte mir, dass sie aus dem oberen Stockwerk eines Hotels in der Hauptstadt Colombo mit ansehen musste, wie das örtliche Krankenhaus in Küstennähe von den Wellen einfach mitgerissen wurde und die Babys vor ihren Augen im Wasser verschwanden. Sie sprach ganz leise. Es war die Achtung ihres Glaubens an die Wiedergeburt, die ihr die Kraft gab, das Erlebte in ihr weiteres Leben zu integrieren.

* * *

In der industrialisierten Welt sind die meisten Menschen noch so konditioniert, dass sie am liebsten und ausschließlich in ihre eigene Tasche wirtschaften. Noch sind die Ängste viel zu groß, nie genug zu haben. Dafür tauschen sie bereitwillig Lebenszeit gegen Geld – insbesondere die im oberen Management Angesiedelten. Wenig Zeit für Familie. Andere arbeiten und arbeiten und kommen auf keinen grünen Zweig, haben Schulden und müssen oft noch einer Nebentätigkeit nachgehen.
Von dem Wenigen wird dann noch jeden Monat ein nettes Sümmchen abgezweigt für die Solidargemeinschaft.

Was wäre, wenn Menschen, die ohne Arbeit sind, dieses Lösungsangebot annehmen würden?
Was wäre, wenn weniger kritisiert würde und stattdessen gehandelt?
Der Geschenkkorb ist doch längst da!

Life begins at the end of your comfort zone!

Wie steht's mit dir?

Funktionierst du noch oder lebst du schon?

Bei mir ist es so, dass ich 36 Jahre lang Rentenbeiträge eingezahlt habe und mal mit etwa 1050 Euro Rente rechnen kann. Davon gehen dann noch Krankenkasse weg, Versicherungen und Miete.

Was wird aus euch jungen Leuten? Wovon wollt ihr später mal leben, wenn ihr heute nichts unternehmt? Oder verlasst ihr euch aufs Erbe?

Mach du dein eigenes Ding!

Unsere Gesellschaft hat eine Generation meist orientierungsloser junger Menschen hervor gebracht. Sofern wir Alten als Vorbild dienen, sollten wir vielleicht noch mal unser Tun und Lassen überprüfen.

Neuorientierung

Erfreulicherweise hat sich in unserem Konsumentennetzwerk eine Gruppe „Junge Generation" gebildet mit wachsamer Präsenz. Sie wollen was tun, wollen arbeiten und Teil der Gesellschaft sein, aber sie wollen nicht – ich zitiere – so malochen wie ihre Alten, wollen entscheiden was, wie viel und wann sie arbeiten und wann es Zeit ist für Entspannung und Nichtstun.

Das Neue daran ist, dass hier Jung und Alt gemeinsam TUN und damit auch wirtschaftlich und gesellschaftspolitisch einen Schritt in die richtige Richtung gehen. Einige finanzieren sich ihr Studium damit schon selbst. Das heißt: Die Alten arbeiten nicht mehr für die Jungen und die Jungen müssen nicht mehr aus leeren Taschen die Rente der Alten und deren Hinterlassenschaften aus Staatsverschuldungen finanzieren! Mit uns bekommen sie Vertrauen in die Branche, mit ihnen zusammen entsteht das große Bild der Gemeinschaft.

Max Planck schreibt: „Eine neue wissenschaftliche Wahrheit pflegt sich nicht in der Weise durchzusetzen, dass ihre Gegner überzeugt werden und sich als belehrt erklären, sondern vielmehr dadurch, dass die Gegner allmählich aussterben und dass die heranwachsende Generation von vornherein mit der Wahrheit vertraut gemacht wird."
Na, so weit wollen wir es nicht kommen lassen! Ich will nicht erst sterben und mir meine Ignoranz von oben anschauen.

Durch Neuorientierung, das Teilen meiner Erfahrungen mit anderen und das Weiterempfehlen dessen, wovon ich zutiefst überzeugt bin, habe ich nach zwei Jahren meine kleine Rente überholt und bekomme jeden Monat einen Scheck von meiner Lieblingsfirma.
Und jeden Monat schicke ich denen einen kleinen Betrag zurück, bekomme sofort meine gewünschte Ware dafür und muss keine 35 Jahre auf Gegenleistung warten. Ist das nicht toll?
Nebenher fühle ich mich gesund und munter und werde noch einige Bäume pflegen und wachsen sehen.
Eines Tages ist es so weit, dann liegt meine Asche unter einem Baum. Mit der Rentenzahlung ist dann Schluss. Mein angewachsenes Vergütungskonto hingegen wird weiter laufen, weil ich es vererben kann. Stell dir vor, an wen!

Schnackelt's langsam bei dir?
Erkennst du das Spielfeld deiner Möglichkeiten? Siehst Du
den Unterschied zu dem, was Du jetzt machst?
Wenn es mal läuft, kannst du den Erfolg nicht mehr
verhindern. So laufe ich meinem Geld niemals hinterher,
sondern gehe ihm stets entgegen!
Mach's einfach nach!

Wie der Vergütungsplan funktioniert, erklärt dir dein
Sponsor. Du kannst dich selbstständig machen ohne
Investition, ohne Risiko. Wir helfen dir dabei, dein Ziel zu
erreichen, wenn DU willst!
Wo gibt's das sonst? Ich habe damals in meine Praxis viel
Geld gesteckt, das musste erst mal wieder verdient werden.
Geld gab's nur gegen Arbeit. Jetzt bekomme ich auch dann
Geld, wenn ich in Urlaub bin, habe also mein passives zu
versteuerndes Einkommen.

* * *

Willst du es dir mal näher betrachten?

Die meisten Kunden bleiben Konsumenten, weil ihnen die
Produkte gut tun, zahlen 100.% wie jeder von uns und haben
zunächst mal kein Interesse am Aufbau eines zweiten
Standbeins, dem sogenannten Plan B in ihrem Leben.
Diejenigen aber, die sowieso gerne mit Menschen zu tun
haben und sich ein Zusatzeinkommen aufbauen wollen,
erzählen das weiter. Jeder von uns kennt mindestens 100
Menschen. Und der, mit dem du gesprochen hast, kennt
auch mindestens 100 Menschen. Menschen gibt es überall
auf der Welt, die etwas verändern möchten.

Erkennst du die Kraft der Duplikation?
Im normalen Geschäft wird addiert, hier wird dupliziert!

Es schadet natürlich nicht, ein guter Zuhörer zu sein, denn dein Gegenüber hat Wünsche ans Leben. Wenn du Verbindung zu einem Menschen aufbaust, dann hörst du, was er braucht und du kannst ihm helfen, sein Ziel zu erreichen. Dem Richtigen kannst du nichts Falsches sagen.
Schon bald wirst du spüren, wie viel Freude es macht, gemeinsam voranzugehen und nur noch über schöne Dinge zu reden, über Hoffnung, über Lösungsmöglichkeiten.
Man redet wieder von Angesicht zu Angesicht! Kannst du dir vorstellen, was es mit dir macht, wenn du einem anderen hilfst, erfolgreich zu werden und du selbst dabei erfolgreich bist, wenn ihr euch gegenseitig füttert? Du hörst die Last von den Schultern der Menschen fallen.

Allerdings: Ich erwähnte schon, diese intelligente Lösung wird nicht immer direkt verstanden. Es kann sogar Widerstand hageln, wenn du begeistert nach Hause kommst und sagt: „Hi, Schatz, ich hab da was Geniales kennengelernt. *Das mach ich jetzt!*" Puuuh, dann kriegen die mitunter Angst. Haben wir alles schon gehört!
Dann heißt es warten und reden lassen, es ist nur gut gemeint. Wenn du nachgibst, lässt du die Energie des anderen ins Leere laufen. Die ehemaligen Gegner lachen später oft über sich selbst und wachsen zu liebevollen Partnern heran. Erst noch müssen sie das Haar in der Suppe suchen. Haben sie vorher nur das Schlechte im Internet gesucht und sich von Schreiberlingen mit Halbwissen was über Schneeballsystem oder andere dubiose

Machenschaften berichten lassen, so finden sie jetzt nur noch das Gute. Das Gesetz der Resonanz wirkt auch hier.

Wenn ein Licht brennt, dann hat Dunkelheit keine Chance.

Dein Sponsor, also der, der dich angesprochen hat, weiß das schon alles oder kennt jemanden und wird dich unterstützen. Du bist nicht allein. Es gibt regelmäßige Gruppentreffen in ganz Deutschland und im Ausland. Schau, welche Energie dir da entgegenkommt. Du wirst strahlende Menschen erleben. Daran kannst du teilhaben. In welchem Land willst du gerne leben? Auch das ist eine Option für dich. Denn egal, wo du bist, du kannst von überall dein Geschäft aufbauen, kannst skypen und telefonieren.

Sobald Du Kunde bist, kannst du dann weitere Menschen sponsern, diese brauchen nur deine PIN an die Firma weiterzugeben. Sonst nichts! Keine Vorlage, kein Warendepot! Wer keine Vitalstoffe haben möchte (weil er noch nicht weiß, dass er sie braucht), kann Produkte zur Körperpflege bestellen, die kauft man ja sowieso. Die Firma übernimmt die gesamte Logistik. Null Risiko mit Geld-zurück-Garantie.

Hier liegt dein Samenkorn!
Der Computer rechnet automatisch alle Kunden, die nach dir kommen, im Vergütungssystem zu dir hoch, zu deiner PIN. Pünktlich zum 15. des Folgemonats bekommst du dann deine Bonuszahlung! Freu ☺

So wird das Samenkorn, das du gelegt hast, zu einem Baum mit vielen Ästen und Zweigen heranwachsen. Je mehr du den Baum pflegst, desto mehr Früchte wirst du ernten. Das kann schnell gehen, es kann aber auch ein wenig dauern. Es kommt darauf an, mit wie vielen Menschen du geredet hast. Wenn etwas dauerhaft sein soll, dann kann es sogar besser sein, nicht senkrecht zu starten, sondern sich einen realistischen Zeitrahmen zu setzen.

Kannst du dir vorstellen, am Tag mit zwei Menschen zu reden oder pro Woche mit fünf oder zehn Leuten? Rechne das mal hoch!

Allerdings, auch wenn du noch so begeistert bist, bitte hüte dich davor, anderen etwas aufzudrängen.
Sei einfach du selbst und erzähle deine authentische Geschichte, dann kann es gar nicht anders kommen, als dass du erfolgreich wirst. Lass dir von deinem Sponsor helfen, das kann bedeuten: Runter von der Couch!

Im Empfehlungsmarketing spricht man nicht von einem Baum, sondern man hat eine upline (dein Sponsor und noch ein paar darüber) und eine downline (alle, die nach dir kommen). Zusammen seid ihr eine Linie. Andere Linien neben euch sind die sidelines.

Seit März 2013 bin ich zusammen mit meinem Mann Diamant-Partner bei unserer Lieblingsfirma. Das hat 2,5 Jahre gedauert. Nun haben wir ein Passiveinkommen, das auch dann zu uns kommt, wenn wir in Urlaub sind. Das kannten wir als Freiberufler bisher nicht.
Wenn du dich entschließt, mitzumachen, dann definiere dein Ziel und lass es nicht mehr aus den Augen. Reicht dir die Refinanzierung deiner eigenen Produkte oder ein kleines

Taschengeld nebenher oder willst du mehr, willst du auch Diamant werden? Nur zu! Du bekommst die entsprechende Unterstützung. Das Leben im Plus hat für jeden das, was er draus macht.

Wird dir der Unterschied zu den börsenorientierten Wirtschaftsunternehmen klar? Ich kenne beide Seiten und bin noch mit ehemaligen Kollegen in Kontakt. Heute sagen sie: „Warum habe ich das nicht eher gewusst?"
Sie sind allesamt clever genug, das Konzept zu verstehen, aber es hat ihnen niemand gesagt. Das ist der entscheidende Punkt! Mir hat es jemand gesagt.

Es ist so, dass in den meisten Wirtschaftsunternehmen ganz unten die vielen, vielen Geringverdiener – auch Zeitarbeiter – arbeiten, danach gibt es nach oben hin ein bis zwei Etagen der besser Verdienenden, danach kommt die Chefetage mit Spitzenverdiensten. Dort wird über dich entschieden, egal wie sehr du dich anstrengst, nach ganz oben kommst du vermutlich nie, denn da ist schon besetzt. Es sei denn, du hast das bessere Parfüm? So war es schon zu meinen Zeiten im Chemiekonzern.

Ein Partner, der mittelständige Unternehmen coacht und es wissen muss, erzählte mir unlängst von der erfreulichen Tendenz, dass immer mehr Firmenleiter begreifen, wie wichtig ein gesundes Betriebsklima ist und wie sehr wir alle aufeinander angewiesen sind. Bitte weiter so!

Ein Unternehmen kann nicht ohne zuverlässige Menschen existieren und umgekehrt. Bei der von uns gewählten Firma steht der Mensch im Mittelpunkt. Du bekommst ohne

Zusatzkosten jede Unterstützung, die du zur Verwirklichung deiner Pläne brauchst. Voraussetzung: Du kommst ins TUN. Die anderen werden es nicht *für* dich tun, aber gerne *mit* dir!

So kannst auch du nach ganz oben kommen.
Je nach Status wirst du die europäische Zentrale in England kennenlernen, dort schöne Tage verbringen und englische Gastfreundschaft erleben. Später wirst du für acht Tage nach Amerika eingeladen, um die Produktionsstätte zu besuchen und an der University teilzunehmen. Hier wirst du von den Firmengründern und Medizinern unterrichtet und nach Strich und Faden verwöhnt. Dein Tun wird wertgeschätzt. Das Erlebte trägst du mit nach Hause und wirst es nicht mehr vergessen. Zu guter Letzt gibt es dann noch die Kreuzfahrt.

Ich wurde nicht als Networker geboren, mein Beruf nennt sich anders. Doch sind wir nicht alle miteinander vernetzt?

Um die Gesetzmäßigkeiten besser verstehen zu können, werden in ganz Deutschland gegen ein sehr geringes Entgelt Top-Veranstaltungen mit erfolgreichen und namhaften Coaches organisiert, die ich gerne besuche.

Auch lese und höre ich gerne Robert Betz. Er schreibt in seinem September-Brief 2013 unter anderem: „Warum erschaffen sich die Menschen nicht das Beste für ihr Leben, sondern erschaffen sich Mangelzustände?" Tja, das ist eine große Frage.

Der verborgene Schatz

Seit Januar 2013 geht es steil bergauf.
Der verborgene Schatz wurde ans Tageslicht gebracht.
Es gibt nun Starter-Trainings und Leadership-Veranstaltungen im näheren Umkreis – von Erfolg verwöhnten Diamanten geleitet. Sie wissen, wovon sie reden und stehen dir zur Seite. Du wirst nicht alleingelassen. So wird von Nord nach Süd, von Ost nach West dieselbe Melodie gesungen. In allen Städten! Diese Aktion hat unglaublich vielen Partnern den Diamant-Status gebracht. Die Menschen sind aufgewacht! Es gibt wieder Leader! Es gibt wieder Führungspersönlichkeiten in unserem Lande!

Willst auch du erfolgreich sein, dann lerne von den Erfolgreichen!
Willst auch du gesund sein, dann lerne von den Gesunden!
Willst auch du glücklich sein, dann lache! Lebe!
Was willst du bei den Nörglern lernen?
Was ist, wenn alles bei dir so bleibt, wie es ist?

Im Juli 2013 waren wir erstmalig beim Diamanten-Treffen in Bayern. Es waren etwa 250 Menschen dort, auch die Führungskräfte aus Amerika. Wir hatten Gelegenheit, die vielen anderen Diamanten kennenzulernen, also diejenigen, die auch so wie wir vor einer Weile beschlossen hatten, diese Chance zu mehr Lebensqualität zu ergreifen und nun den sogenannten Diamant-Status erreicht haben. Noch sind es mehr Frauen als Männer, aber auch Paare, die wieder mehr gemeinsame Zeit miteinander verbringen wollen. Für Ella – sie ist Mathematikerin – gibt es nichts Logischeres. Für Mareike – sie ist Opernsängerin – gibt es keine intensivere Menschenschule. Für Harald – er ist Fensterbauer – gibt es keinen schöneren Beruf. Die Menschen kommen aus allen Bereichen. Eine besonders nette „Diamantin" war früher medizinische Fußpflegerin, sie füttert heute viele Menschen. Es war spannend zu erfahren, welche Beweggründe es einst gab, dem Leben eine Wende geben zu wollen. Bei dem einen war es die Gesundheit, die im Vordergrund stand, beim nächsten Mobbing am Arbeitsplatz, jemand erzählte von einer Firmenpleite usw.; so haben wir viele Lebensgeschichten gehört, miteinander geredet, geweint und gelacht. Uns wurde dadurch klar, an welchem Punkt wir gerade sind und was wir alles gemeinsam bewirken können. Welch ein Lohn!

Es erinnert mich im Nachklang so sehr an das bewegende Gefühl, das ich beim Mauerfall hatte. Einige unserer gesellschaftlichen Systeme sind ganz arg in den Sand gesetzt. Das kann niemand mehr leugnen. Ich darf dabei sein, etwas Neues aufzubauen. Das macht mich glücklich!

Der Fluss geht längst nicht mehr nur von Partner zu Partner, sondern, wie sagt unsere sympathische, ehemalige Fußpflegerin so schön: Die Welle ist da, das Boot muss ins Wasser! Ja, meine Arche Noah ist im Wasser, sie fährt auch in andere Kontinente. Steig auch du ein und fahr mit!

Die Begrenzung ist aufgehoben!

Das alles ist viel zu groß, um es allein zu tun. Dazu braucht man Menschen, mit denen man Worte austauscht, die mit ihrer Wellenlänge übereinstimmen.

Ich werde nicht aufhören, den Menschen hochwertige Vitalstoffe und Antioxidantien zu empfehlen, die synergetisch wirken und die leeren bzw. vergifteten Zellen wieder stabilisieren und verjüngen. Es wäre für mich gar nicht auszuhalten, einem anderen dies zu verschweigen.

Re-Aging ist keine Illusion mehr. Wir können uns verjüngen. Da gibt's was Revolutionäres, die Wissenschaft hat nicht geschlafen. Wenn die Zellen repariert sind, werden auch Pflanzenstoffe und Homöopathie wieder greifen, in leeren Zellen war das aus meiner Sicht nicht mehr möglich. Auch unsere Körpersysteme werden zur Ruhe kommen, vor allem unser Hormon- und Nervensystem, die Bewegung, die Verdauung, die Atmung, der Herzrhythmus usw.

* * *

Es gibt einen Bereich, zu dem du mit einer eigenen PIN Zugang bekommen kannst. Dort laufen alle Informationen zusammen, hier gibt es alles und viel mehr.
Dort kannst du Bilder sehen, die mehr sagen als tausend Worte. Nie war es leichter als jetzt!
Spürst du die gesellschaftliche Relevanz?

Dann danke dem, der dir dieses Büchlein geschenkt hat.

Wenn dies alles dein Herz berührt, du aber nicht weißt, wie du es den Menschen erklären sollst, dann schenke oder leihe ihnen dieses Buch.
Alles Gute für dich!

Das einzig Beständige ist der Wandel.
Alle Veränderung erzeugt Angst.
Die bekämpft man am besten,
indem man das Wissen verbessert.

Heraklit v. Ephesos, Philosoph, 535 v. Chr.

P.S.:
Ich bekomme sehr schöne, berührende Briefe und mails.
Selten kommt auch Kritik, auf die ich hier eingehen möchte,
die da sinngemäß lautet:
Der erste Teil des Buches ist wunderbar, da sind Sie
authentisch. Aber der Geld-Teil passt nicht in dieses Buch!
Mal ehrlich: Kam ein leiser Anflug dieses Gedankens auch
bei Ihnen oder bei Dir?
Was sagt mir das?
Ich brauche Geld! Sie nicht? Wenn ich kein Geld habe, dann
kommen die Sorgen. Wie soll ich mir Gesundheit leisten
können, wovon Miete bezahlen, wovon Bildung?
In Deutschland scheint es immer noch so zu sein:
„Über Geld spricht man nicht. Man hat es"!
In diesem Buch MUSS ich über Geld sprechen, weil es
inzwischen so ist, dass die meisten Familien eben NICHT
genug Geld zur Verfügung haben. Was glauben Sie, wie
viele Ehen daran zerbrechen, weil jeden Monat vielleicht
300 bis 400 Euro fehlen? Alle politischen Bemühungen der
Umverteilung haben bisher nicht funktioniert und werden
auch in Zukunft scheitern. Die Reichen lassen sich nicht so
ohne weiteres ihr Vermögen wegnehmen. Erwarte ich auch
nicht. Die LÖSUNG liegt im seriösen Verbraucher-
Netzwerk, im Network Marketing! Selbst TUN! Kapito ??

Teil II

An dieser Stelle weise ich ausdrücklich darauf hin, dass Produkthersteller und andere Personen keinerlei Anteil an meinen Äußerungen haben.
Dieses Buch schreibe ich ganz allein für mich und für dich!
Ich will lediglich mein Glück teilen und dir eine Quelle zeigen, aus der du lernen kannst, deine Gesundheit und deine Lebensqualität einschließlich deines finanziellen Wohlstandes selbst in die Hände zu nehmen. Warum sollten andere bestimmen, was dir zusteht?

Geschäftsmodell zum Wohle aller

Hier erkläre ich dir kurz das Geschäftsmodell:
Ware muss immer von **A** – dem Hersteller – nach **B** – dem Kunden – bewegt werden. Beim Hersteller verbleiben ca. 40 % des Warenwerts, der Kunde bezahlt 100 %.
Die 60 % dazwischen werden benötigt für Außendienst, Werbung, Großhandel, Zwischen- und Einzelhandel. Dies ist die meist verbreitete Geschäftsform und bei deinem Einkauf im Preis kalkuliert. Egal was du kaufst, Andere verdienen immer mit !

Eine weitere Form ist der Direktvertrieb.
Hier kauft eine Beraterin oder ein Berater zum ca. um 30 % reduzierten Preis eine gewisse Menge ein und geht mit dem Geld in Vorlage. Manche verschulden sich deswegen und haben ihre Garagen voll. Um die Ware zu vermarkten, gibt es Verkaufspartys oder andere Vertriebswege, der Kunde

zahlt 100 %, die Beraterin liefert die Ware aus und erhält ihr Geld. Volles Risiko, viel Arbeit!

Bei meiner Lieblingsfirma ist es anders: Jeder von uns kauft direkt beim Hersteller ein und zahlt denselben Preis. Die Firma behält 40 %. Der Kunde bezahlt immer 100 %.

Ich erläutere hier nur die Kurzversion. Im TUN wirst du alles begreifen.

Die 60 % werden verteilt an die Kunden, die die Produkte weiterempfehlen. Hier verdient kein Anderer mit ! Die Verteilung geschieht nach einem sehr gerechten Vergütungsplan, der behördlich als besonders empfehlenswert hervorgehoben und ausgezeichnet wurde.

Du erzählst es Anna, sie erzählt es Berta und sie erzählt es Clara usw. bis unendlich ...

Wenn drei Annas in einem Monat mitmachen, dann bekommst du einen Begrüßungsbonus, der es dir in der Höhe der Summe ermöglicht, dein erstes Produkt für 1–2 Monate zu finanzieren. (Mit diesem Buch wirst du es leicht haben, mindestens drei Annas für deine Idee zu begeistern.) Du kannst dich also auch dann selbständig machen, wenn du kein Geld hast. Im Gegenteil, du bekommst sogar noch Starthilfe.
Für deinen Teamaufbau gibt es eine Erfolgsformel, die du bereits im 3. Schuljahr gelernt hast:
Anzahl der Partner x Gespräche x Tage.

Wenn die Bestellungen mal laufen, dann wächst dein Status vom Believer, Builder, Bronze, Silber, Gold bis hin zum Diamant.

Im Bronze-Status wirst du nach England eingeladen, bei Gold in die USA und als Diamant machst du die Kreuzfahrt. Dies sind Anerkennungen an dich und ein Dankeschön für dein TUN zum Wohle aller!

Das Versprechen gilt: Es soll jedem Menschen ermöglicht werden! Den Familien mit Kindern, den alleinerziehenden Müttern und Vätern und DIR.

Wo wäre ich ohne dich?

In meinem Leben hat sich viel ereignet. Mein Dank gilt jedem Menschen, dem ich bis hierhin begegnet bin. Und wachsam werde ich sein, wem ich noch begegne.

Ich danke meinem Mann, der mich tun lässt und mich immer unterstützt.

Ich danke meinen guten Freunden und Patienten, die an mich glauben und mich inspiriert haben, dieses Buch zu schreiben.

Mein Dank geht an Alexa und Elisabeth, die mir wertvolle Hinweise zur einen oder anderen Umformulierung gaben.

Liebe Laura!
Ich frage mich so oft: Wo wäre ich ohne dich?
Hätte ich diesen Weg auch ohne Dich gefunden?
Und wo wärst du ohne mich?

Hommage an mein täglich Brot

Was genau ist dieses Pulver, von dem ich so begeistert bin? Es ist ein **Meisterwerk**, ein synergetisches Nährstoffkonzentrat aus der Natur – voller Lebensenergie –, ohne Zusatz von Stoffen, die sowieso niemand braucht.
Wollten wir die Ausbeute dieser Konzentration in Form der ursprünglichen Obst- und Gemüsesorten essen, dann müssten wir täglich Berge verschlingen und könnten es nicht bezahlen.

Unser Körper ist im Ursprung wie Musik, eine perfekte Komposition.
Er ist ein Gefäß, das aus 60–80 Billionen Zellen besteht und dem ein Geist und eine Seele innewohnen. Und wenn die Zellen wohlgenährt im Einklang miteinander tanzen, dann fühlt der Mensch sich vital, ausgeglichen und wohl. Das ist durchaus möglich, aber dennoch eine Aufgabe, die uns ein Leben lang herausfordert und uns manchmal neue Wege suchen lässt.
So wie unsere Seele ein ausgewogenes Maß an Glücksboten braucht und unser Geist Futter fürs Ego, so braucht unser

Körper zur Erhaltung und Neubildung seiner Zellen in jeder Sekunde eine Symbiose aus unterschiedlichsten Nährstoffen. Die Feinabstimmung macht's, nichts sollte fehlen und kein Sondermüll hinzugefügt werden. Denn durch den unvollständigen Prozess der Entsorgung und Speicherung von Giftstoffen wird der Körper mindestens ebenso geschädigt wie durch Mangel an Nährstoffen.

Wir erneuern jede Sekunde ca. 10 Mio. Zellen in einer Lichtgeschwindigkeit von 100.000 km/Sec.

Wusstest du das? Hierfür werden etwa 340.000 Stoffwechselprozesse in Gang gesetzt. Um dies zu gewährleisten, brauchen wir nach heutigem Kenntnisstand mindestens 45 Mikronährstoffe wie Aminosäuren, Glyconährstoffe, Fettsäuren, Vitamine, Spurenelemente, sekundäre Pflanzenstoffe, also auch die Co-Faktoren.

Die Natur ist perfekt, in ihr tauchen lebensnotwendige Stoffe immer in Begleitung anderer Stoffe auf; stets sind es synergetische Verbindungen, die eine Pflanze zu dem macht, was sie ist: eine Pflanze mit eigener Signatur in ihrer vollen Schönheit und Perfektion. Hier können wir lernen und uns rückbesinnen.

Für alles ist ein Kraut gewachsen.

Die Natur macht keine Fehler, nur der Mensch!

Hast du eine Vorstellung davon, was sich in deinem Körper abspielt, wenn mit einem Monopräparat – sagen wir mal einem chemisch aufbereiteten Vitamin – die zahlreichen anderen Stoffwechselprozesse aufgefordert werden, darauf zu reagieren? Das macht zunächst mal Unordnung. Der Körper braucht Rhythmen und Ordnung. Wer behält da die

Übersicht? Von Neben- und Kreuzwirkungen der Medikamente ganz zu schweigen.

Natur ist nicht patentierbar und deshalb uninteressant für Profit. Forschungsgelder werden bisher nur in Chemie gesteckt, um gleichzeitig die Naturheilkunde ablehnen zu können, da sie ja nicht erforscht ist.

Man kann sie nicht evidenzbasiert verabreichen!

Aberwitzig, nicht wahr? Auf diese Weise verschwinden in Deutschland jedes Jahr beste Pflanzenpräparate, da Kleinbetriebe sich keine wissenschaftliche Forschung leisten können. Ist das in deinem Sinne?

Nahrungsergänzungsmittel können schädlich sein ...

Stimmt, sie werden mit großer Wahrscheinlichkeit mehr schaden als nutzen, sofern sie chemisch aufbereitet, in ihrer Zusammensetzung nicht dem längst belegten Bedarf entsprechen oder auf irgendeine Weise verunreinigt sind. Bei einigen fand ich sogar Stoffe, die auf der Liste der krebserregenden Stoffe stehen!

Hat dir ein Arzt schon mal gesagt, zu viel biologisch angebautes und frisch geerntetes Obst und Gemüse – schonend und nährstofferhaltend zubereitet – sei schädlich? – Ja?

Dann Finger weg von diesem Pulver!!

Die 10 Mio. neuen Zellen sind in ihrer Entstehungsphase äußerst empfindlich, wie ein zartes Pflänzchen, wie ein Baby.

Hier stellt sich die alles entscheidende Frage: Gibst du deinen jungfräulichen Zellen alle erforderlichen Nährstoffe, damit sie sich kraftvoll entwickeln und ihre Aufgabe erledigen können – jeden Tag?

Wohnst du auf einer Insel mit sauberster Luft, mit kristallklarem Quellwasser, ohne Stress, ohne Handymasten, ohne WLAN, ohne Chemie, wo auf nährreichem Boden zahlreiche Beeren, Früchte und Kräuter unbeschadet wachsen, an denen du dich frisch bedienen kannst? Reicht die Abwechslung deiner Nahrung aus und bist du sicher, den täglichen Bedarf zu decken? Dann bist du vermutlich proper gesund und bringst gute Voraussetzungen mit, bis ins hohe Lebensalter vital zu bleiben.

Wenn nicht, was hindert dich daran, ab heute wieder Schöpfer und nicht Opfer deines Leben zu sein? Wissenschaftler belegen, dass bis zu 70 % der Zellfunktionen bereits gestört sein können, ehe man den Kräfteverlust spürt. Wenn das Kind in den Brunnen gefallen ist, hast du vermutlich schon längere Zeit etwas übersehen.

Übrigens: Jede Zelle kennt ihren Auftrag und ist gewillt, diesen zu erledigen und wird alles dafür tun. Nicht gesättigte Sauerstoffketten führen allerdings dazu, dass sogenannte aerobe Zellen als solche nicht oder nur unzureichend arbeiten können und deswegen eine intelligente Lösung suchen: Sie schalten um auf „Schwachstrom", indem sie sich durch Glycose ernähren anstatt durch Sauerstoff. Dies hat zwei Nachteile: Erstens bringen sie nur ein Bruchteil ihrer Leistung und zweitens – was sehr bedeutsam ist – sterben viele von ihnen dann nicht mehr den codierten natürlichen Zelltod, sondern entziehen u. a. den Stammzellen wichtige Enzyme, teilen und vermehren sich wie verrückt und bleiben! Und was geschieht, wenn viele

Zellen wuchern und bleiben, obwohl ihr ursprünglicher Plan ein anderer war?

Denk darüber nach oder lies die entsprechende Literatur. Hier haben schon einige bekannte Wissenschaftler Pionierarbeit geleistet.

Die Notwendigkeit der Vitalstoffzufuhr hat in jetziger Zeit mehrere Gründe.

Vitalstoffe bzw. Zellaufbaustoffe sind essenziell – ohne sie gibt es kein Leben! Die zivilisierte Menschheit hat inzwischen einen deutlich höheren Bedarf an Mineralien, Enzymen, Spurenelementen, Aminosäuren, Fettsäuren, Vitaminen etc. als noch vor 40 Jahren. Einerseits erleben wir eine stetig wachsende Belastung von außen mit gleichzeitig erhöhten Leistungsanforderungen. Andererseits ist ein Rückgang des Vitalstoffgehaltes in Lebensmitteln gesichert dokumentiert. Es ist vorbei mit dem Spruch: „One apple a day keeps the doctor away." Da ist so gut wie nix mehr drin! – Warum?

Ausgelaugte Böden, Aluminium, Einsatz von Herbiziden, Pestiziden, zu frühe Ernte, weite Wege, Verarbeitung, Lagerung usw. führen dazu, dass insbesondere wertvolle Vitamine und sekundäre Pflanzenstoffe verloren gehen. Phosphor ist das wichtigste Element allen Lebens. Kunstdünger vernichtet Phosphor. Wenn wir so weitermachen, könnte Phosphor bis 2050 verschwunden sein. Diese vernichtende Kombination hat es in der Menschengeschichte noch nicht gegeben. Ich plädiere für Abhilfe!!

Hast du einen gesunden Darm?

Bei einer Erstuntersuchung habe ich noch nie einen Patienten vorgefunden, der einen effizient arbeitenden Dünndarm hat. Dessen Aufgaben bestehen u. a. im Aufbau von Immunzellen und darin, Nährstoffe in Form von kleinsten Teilchen an seinen Zielort abzugeben, was er häufig gar nicht kann. Im Dickdarm-Milieu sieht es nicht gesünder aus. Bakterien und andere Schadstoffe passieren die Darmwand und können ungehindert bis ins Gehirn transportiert werden. Wieso nehmen neurotoxische Erkrankungen, wie z. B. Alzheimer, MS, Parkinson, dramatisch zu? Stell dir mal die Brühe in den Zellzwischenräumen vor, in denen sich nicht mehr viel bewegt. Ein wahrer Nährboden für Bakterien, Viren, Mykosen und Parasiten. Voraussetzung für einen gesunden Körper ist die Grundregulation sowohl der intrazellulären als auch der extrazellulären Matrix. Daran gibt es keinen Zweifel! Ich habe das Vergnügen, mit einem reproduzierbaren Messverfahren den Patienten den Mangel bzw. den Zustand ihrer zellulären Kontrollmechanismen darlegen zu können. Bei einigen Hundert habe ich bereits den Verlauf mit und ohne Einnahme dieser symbiotischen Zellnahrung dokumentiert. Da braucht es nicht viele Worte. Die Patienten entscheiden und kommen selbst zu dem Ergebnis: An dem „Pülverchen" geht kein Weg mehr vorbei!

Zwei Löffel pro Tag in schmackhafter Zubereitung genügen. Es versorgt die Zellen mit essentiellen Botenstoffen, reinigt den Darm und entsorgt den Sondermüll. Es kann helfen, die erforderliche

Grundregulation aufrechtzuerhalten. Jemand scherzte mal: „Two spoons a day keep the doctor away."

Ich will's mal so sagen:

Wir können wieder reparieren, wir können zurückerobern! Kraftvoll sein!
Ich darf es in der Praxis beobachten.
Nahrung und Wasser sind Informationsträger. Diese erlesene Qualität hat einen hohen Anteil an Lichtquanten, den Biophotonen, die für zahlreiche Stoffwechselvorgänge in den Zellen zuständig sind und diese steuern: **Tag für Tag ein Quäntchen mehr ...**

* * *

info.steigein@web.de

Re-Aging oder die Kunst des Jüngerwerdens

Was hat es mit dem Altern auf sich und wie können wir Einfluss nehmen?

Dieser Frage geht die Diplombiologin Dr. Petra Bareiss – promoviert auf dem Gebiet der Stammzellenforschung – in ihrer kürzlich veröffentlichten Broschüre nach.
Erste bahnbrechende Erkenntnisse verdanken wir allerdings den drei Wissenschaftlern Elisabeth Blackburn, Carol Greider und Jack Szostak, die für ihre Arbeit 2009 mit dem begehrten Nobelpreis für Medizin ausgezeichnet wurden. Sie machten sich um die Erforschung der Telomere und des „Unsterblichkeitsenzyms" Telomerase verdient.
Telomere sind kleine ˙ Schutzkappen an den Chromosomenenden, die sich bei jeder Zellteilung verkürzen und somit den Alterungsprozess bzw. den chronischen Krankheitsprozess voranschreiten lassen. Man findet sie hauptsächlich in den Stammzellen und Keimzellen. Stellt man dem Körper nun in einer bioverfügbaren, hochdosierten Konzentration eine chinesische Wurzel (Astragalus membranaceus) zur

Verfügung, können offenbar nach einigen vielversprechenden Forschungsergebnissen die Enden der Chromosomen wieder wachsen, da das Wurzelkonzentrat die immunaktiven Zellen anregt, vermehrt Telomerase zu bilden, die Telomere zu verlängern und die Zellen stabil zu halten. Dies bedeutet wohlmöglich, dass Krebs erst gar nicht entsteht oder abgefangen werden könnte. Bei einer Einnahmedauer von einem Jahr wurde zunächst eine biologische Verjüngung um ca. neun Jahre prognostiziert.
Inzwischen gibt es Erfahrungswerte, die weit darüber hinausgehen. Großes Interesse gibt es hierzu nicht nur bei Krebs sondern auch bei anderen Autoimmunerkrankungen. Das Gebiet ist noch dünn besät. Schau'n wir mal, wie wir in ein paar Jahren aussehen und ob es einen Siegeszug im Krebsgeschehen gibt. Es sieht so aus!!
In den USA ist es schon ein Renner. Aus der Traditionellen Chinesischen Medizin kennen wir den Stoff als Tragantwurzel, der jedoch in der Konzentration um den Faktor tausend differiert und andere ordnende Aufgaben hat.

***

Der Zellen-Rettungsschirm – OPC

Alle sprechen vom Euro-Rettungsschirm. Aber was nutzt uns das Geld, wenn die menschlichen Zellen nicht gerettet werden? Lieber reich und gesund als arm und krank!

Ich gehe davon aus, dass wir alle einen erhöhten Bedarf an Antioxidantien haben. Freie Radikale, die vom körpereigenen System nicht neutralisiert werden können, suchen eine Andockstelle, sonst kommt es zu Oxidation – zur Zerstörung gesunder Zellen. Dies kann sich in Form von allerlei Erkrankungen oder Entzündungen zeigen. Sofern wir Hilfe von außen zuführen, können wir diesen Zerstörungsprozess einschränken oder bei entsprechender Dosierung sogar verhindern.

Eines der wirksamsten Antioxidantien, das die Natur hervorbringt, ist das OPC – Oligomere Proanthocyanidine – ein Segen für die Menschheit. Auch hier sind die absolute Reinheit und das Herstellungsverfahren wieder ausschlaggebend. Leider sind viele ungute Präparate auf dem Markt. In seiner Reinheit hat dieses Naturprodukt neben seiner antioxidativen Wirkung auch noch blutverdünnende Eigenschaften, was ja landläufig in chemischer Form gerne medikamentös verordnet wird.

Warum sollte man das nicht mit natürlichen Mitteln machen? Ob es wohl daran liegt, dass Natur nicht patentierbar ist? Für den Laien ist es natürlich schwierig, den Unterschied herauszufinden. Aber du bist ja jetzt schon anders informiert.

.

***

Adipositas ade !!

Mein ganz persönliches Lieblingsthema !!

Wie so oft, werden erst posthum außergewöhnliche Talente und Werke eines Menschen gewürdigt. Bekannte Beispiele sind Vincent van Gogh, August Macke – zu Lebzeiten arme Schlucker! Samuel Hahnemann – Begründer der Homöopathie! Edward Bach – einst sensitiver Arzt und Entwickler der Bachblüten-Essenzen! Ihre Renaissance erleben wir in unserer Generation.

So auch Dr. Albert Simeons, der einst in Deutschland, Afrika und Indien tätige Arzt und Endokrinologe. Er wollte die Fettleibigkeit begreifen und begann gründlich zu forschen. Während seines Aufenthalts in Indien in der Zeit zwischen 1931 und 1952 beobachtete er dort die meist auf Feldern schwer arbeitenden Frauen, die in ihrer Schwangerschaft wenig zu essen hatten und trotzdem gesunde und ausreichend genährte Kinder zur Welt brachten.

Er fand heraus, dass das vom Hypothalamus gesteuerte Glycoprotein HCG (Human Chorion Gonadotropin) die überschüssigen Fettreserven angeht und in Energie verwandelt, nicht aber die lebensnotwendigen Strukturfettzellen. Die Natur hat dies offenbar so eingerichtet, um der schwangeren Frau genügend Energie zur Verfügung zu stellen und das heranwachsende Kind im Mutterleib zu nähren. Diese Erkenntnis machte er sich bei adipösen Menschen zunutze. Er behandelte mehrere Tausend Patienten und siehe da, sie hatten keinen Hunger mehr, wenn er ihnen HCG spritzte und ein bestimmter Ernährungsplan eingehalten wurde. Die Menschen verloren in etwa drei Wochen ca. 10 % ihres Körpergewichts, ohne zu hungern, und nahmen die einst stimmigen Proportionen wieder an, ohne Jo-Jo-Effekt! Die Behandlungen wurden lange Jahre unter seiner Aufsicht durchgeführt und dokumentiert, bleiben heutzutage aber vorwiegend wohlhabenden Menschen vorbehalten. Mehr Informationen über sein Wirken und sein Protokoll findest du unter „pounds and inches" im Internet.

Normalerweise regelt der Hypothalamus diese Steuerung selbst, beim adipösen Menschen jedoch wird der „Schalter" nicht umgelegt. Die Fettleibigkeit ist laut Forschungsergebnissen dieses brillanten Mediziners also nicht nur einem übermäßigen Verzehr, sondern in erster Linie einer Fehlsteuerung des Taktgebers im Hormonsystem, in diesem Falle den Gonaden, zuzuordnen. Darin liegt es nach diesen Erkenntnissen begründet, dass adipöse Menschen bisher so gut wie keine Chance hatten, so sehr sie sich auch bemühten. Welches Leid nun diesem Personenkreis genommen werden kann.

Von der HCG-Diät hörte und las ich immer wieder mal. Bisher gab es drei wichtige Argumente, die für mich dagegen sprachen:

- Ich wollte keine hormonähnlichen Substanzen spritzen, da ich diesbezüglich Laie bin und mit dem Hormonsystem sehr achtsam umgehe;
- die Gefahr einer Mangelernährung bei 500 kcal ist definitiv gegeben;

- bei der Freisetzung des Fettgewebes kommt es zu einer Überflutung mit Metallen und Toxinen, die ja vorwiegend im Fettgewebe beheimatet sind.

Also viel zu risikoreich und deshalb indiskutabel!

In der neuen Zeit hat sich das Blatt gewendet! In unserem Netzwerk gehen Neuigkeiten rum wie ein Lauffeuer.

Es zeigt sich inzwischen bei einem ständig wachsenden Personenkreis, dass mit einer Kombination aus Homöopathie, den hochwertigsten Micronährstoffen in ausreichender Menge, den notwendigen essenziellen Fettsäuren und Simeons' eiweißbetontem Ernährungsplan die gleichen Ergebnisse erzielt werden – schlank werden, ohne zu hungern! Keine Hormonspritzen, keine Mangelernährung! Metalle und andere frei werdende Toxine werden gebunden! Das ist von äußerster Wichtigkeit, um eine Reintoxikation (neue Gifteinlagerung) zu vermeiden. Unter den Voraussetzungen bin ich mehr als einverstanden!

Inzwischen sind viele, viele Kiloberge geschmolzen. Das freut mich ganz besonders für die sehr stark übergewichtigen Menschen, aber auch für diejenigen, die sich ständig abmühen und hungern, um ihr Gewicht zu halten. Bewegung und mäßiger Sport sind eindeutig von Vorteil. Jedoch finde ich persönlich die ausgezehrten Gesichter derer nicht mehr schön, wenn sie durch übermäßiges Joggen mit ihren Nieren Bungee Jumping betreiben und sogenannte „Nierenbäckchen" entwickeln, was aus meiner Sicht einer Unterversorgung gleich kommt. Sportler verbrauchen ein Vielfaches an Micronährstoffen und sollten unbedingt eine hochwertige Nahrungsergänzung nehmen. Bitte, lasst das billige Zeug aus dem Körper !!

Es haben sich in ganz Deutschland und einigen anderen Ländern inzwischen sogenannte „Stoffwechselgruppen" gebildet, die unter neuen Voraussetzungen ihre Ziele erreichen. Könnt ihr das Glücksgefühl dieser Menschen nachvollziehen? Freude miteinander zu teilen ist für mich das Schönste, was es gibt! In einigen Gruppen wird für jedes verlorene Kilo ein Euro gesammelt und für einen guten Zweck gespendet.

Wenn ich bedenke, dass wir mit Menschen aus 67 Ländern vernetzt sind, mit Menschen, die sich mit dem Thema Gesundheit befassen und gerne auf aktuellem Stand sind, dann dürfen wir gespannt sein, was sich hier entwickelt.
Ich habe diese Kur selbst erfolgreich durchgeführt, denn in den letzten zehn Jahren hatten sich auch bei mir einige Kilos angesammelt, obwohl ich weniger Kalorien zu mir nahm als vor den Wechseljahren. In früheren Messergebnissen hatte ich immer wieder Toxineinlagerungen, die hartnäckig in den Fettzellen verblieben. Durch die enorme Freisetzung während dieser Kur kam es zu beinah erschreckend hohen Toxinwerten, die ich dank der Vitalstoffe sehr gut in den Griff bekomme und endlich ausleiten kann. Also bitte, macht diese Kur niemals ohne!
Mein Wunschgewicht habe ich zum jetzigen Zeitpunkt noch nicht endgültig erreicht. Zwischendurch lege ich mal eine kleine Pause ein, z. B. wenn Feste anstehen oder Reisen, danach mache ich einfach weiter. Ich weiß ja jetzt, wie es geht, und nehme mir die Zeit, die ich angemessen finde. Die

homöopathischen Mittel brauche ich schon nicht mehr, mein Hypothalamus hat an der Schaltstelle gearbeitet.

Nun könnte man meinen, es passt nicht zueinander, dass jemand über gesunde Ernährung spricht, der selbst eher etwas proper daher kommt. Weit gefehlt! Meine Erfahrung ist eine völlig andere und wurde mir sogar durch eine Studie bestätigt, von der ich neulich las: Die Mehrzahl der Patienten findet es sympathisch, wenn der Arzt oder Heilpraktiker nicht gertenschlank und allwissend vor ihm sitzt, womöglich noch mit vorwurfsvollem Blick, der suggeriert: „Selbst Schuld, solltest mal weniger essen und dich mehr bewegen." Davon haben übergewichtige Menschen die Nase voll! Ein von Natur aus schlanker Mensch kann das schlecht nachvollziehen.

Nun haben wir endlich auch diesem Personenkreis eine mögliche, dauerhafte Lösung anzubieten. Um den Körper weiterhin ausreichend versorgt zu wissen, nehmen wir selbstverständlich bis auf Weiteres neben einer ausgewogenen, ketogenen Ernährung unsere Zellnährstoffe, damit nichts fehlt, um den Stoffwechsel in Betrieb zu halten. Für eine Dauerlösung ist es wichtig zu wissen, dass durch einen andauernden Überschuss an Kohlenhydraten das Gehirn nicht mehr zur Ketose in der Lage ist (Rückgriff auf gespeicherte Fettzellen durch das Gehirn), d.h. diese Fähigkeit ist verschüttet, und das Ziel eines Jeden sollte es sein, sich diese Fähigkeit zurück zu holen.

Schon beim Baby sollte man ansetzen. Es wird in der Regel zunächst mit fetthaltiger Milch ernährt. Wird es zu früh auf Kohlenhydrate umgestellt, verliert es größtenteils die Fähigkeit zur Ketose und wird vorwiegend Glycose verstoffwechseln. Die Folgen können sein: Fettleibigkeit, Epilepsie und andere Hirnfunktionsstörungen. Denn Kohlenhydrate deaktivieren eine ganz wichtige Hirnfunktion, nämlich die, auch aus Fett = Ketonkörper Energie zu gewinnen.

Erinnert euch: Wir können die Optimierung unserer Ernährung kostenlos haben!

Wenn du das auch willst, dann überlege mal, wen du ansprechen und mitnehmen kannst auf den Weg. Letztlich entscheidet jeder selbst. Die Arche Noah hat viele Türen, durch die du eintreten kannst!
Du kennst mindestens zehn übergewichtige Menschen, diese kennen wiederum jeder zehn usw.
Andererseits wird es sich nicht vermeiden lassen, dass du angesprochen wirst, denn man wird dir deine positive Veränderung schon nach kurzer Zeit ansehen.
Frage deinen Sponsor, wo die nächste Gruppe ist.

Dein Erfolg lässt sich gar nicht mehr umgehen. Dies wird für viele das Ende einer leidvollen Odyssee sein!!
Falls es für dich stimmig ist, dann:
Steig ein und komm mit!   .

***

Ein besonders schönes Ereignis

Nicht nur ich werde oft angesprochen, sondern eigentlich jeder, der sein Aussehen so positiv verändert.

So geschehen bei einem Priester aus einer kleinen Gemeinde im Ruhrgebiet. Er nimmt seit etwa drei Jahren diese Vitalstoffe und wird von mir betreut und beraten. Es ereignete sich, dass er eine schwere Krankheit in Gesundheit verwandelte. Neben einer großartigen ärztlichen Leistung hatten die Zellnährstoffe einen wesentlichen Anteil daran. Er war im Vertrauen und zeigte Interesse an der Stoffwechselkur.

Ich erklärte ihm das Procedere, und er begann. Nun stelle man sich vor, dass dieser Mensch innerhalb weniger Wochen 18 Kilogramm seines Körpergewichtes verlor bei bester Gesundheit und noch besserem Aussehen. Dies blieb in seiner Kirchengemeinde nicht unbemerkt. Ganz im Gegenteil. Woche für Woche - also jeden Samstag und Sonntag - stand er auf der Kanzel und wurde gesehen, jede Woche etwas schmaler. Man fing an zu rätseln: „Was ist nur mit unserem Pastor geschehen"? Am besten wird sein, wir fragen ihn mal. Gesagt, getan!

Nun kam er in Erklärungsnot, zumindest dachte er das zunächst. Bei mir klingelte das Telefon:

„Was soll ich tun? Alle wollen das machen, was ich mache, wollen das haben, was ich habe. Aber das kann ich doch nicht weiter geben. Ich kann doch als Priester keinen Bonus annehmen, der ja dann unweigerlich kommen würde. Außerdem kann ich das nicht richtig erklären" .

Ich: „Warum nicht"?

Er blieb dabei! Ich versprach, mir Gedanken zu machen und mal meinen Steuerberater zu fragen, ob er eine Idee hat, denn ich weiß, er verfügt über unschlagbares Wissen im Networkmarketing, betreut viele Menschen und sieht, welche Spitzenverdienste hier erreicht werden können. Er sagt: „Es ist dumm aus vielerlei Hinsicht, es nicht zu tun". Nun ja, aus diesem Gespräch wurde ein Satz geboren, den ich inzwischen nie mehr unerwähnt lasse:

Wer sagt denn, dass man das Geld behalten muss?

Ich wurde zu einem Vortrag ins Gemeindehaus eingeladen. Zahlreiche Besucher kamen, ich sprach über Gesundheit (über Krankheit spreche ich nicht, was soll ich damit?), gab Teile meiner Gedanken und Erfahrungen preis und beantwortete viele Fragen. Wir sprachen offen über die anfängliche Zögerlichkeit des Pastors und darüber: Wer sagt denn, dass man den Bonus behalten muss? Dies war offenbar ein Schlüssel, den wir alle bisher in dieser Art nicht gesehen hatten. Was offenbarte sich hier? Wieviel Gutes kann man hier tun? Wie viele Menschen unterstützen und auf die Beine helfen? Ich habe das Gefühl, hier wird sich etwas ganz Großes entwickeln. Der Pfarrer und einige Mitglieder seiner Gemeinde unterstützen im Verbund mit anderen Priestern sehr aktiv einige Projekte weltweit, die ich zum Schutze der Menschen hier nicht namentlich erwähne. Menschen, die es alleine nicht schaffen, werden wieder ins Leben geholt und integriert. An Kirche gibt es zurecht allerlei zu kritisieren, aber was ich hier beobachte, ist gelebte Kirche. Hier haben Seelen ihren Auftrag verstanden.

Ich vereinbarte Termine in den Wohnzimmern der Leute und nahm einige mit auf die Reise. Es sind Pfunde geschmolzen und Gelder geflossen. Dies ist erst der Anfang!

Durch diese Aktion kam mir die Idee, dass man dieses Konzept doch auch in Laura`s Wohnhaus und in der Werkstatt durchdenken könnte. Was wäre, wenn man der Personalknappheit aufgrund der fehlenden Gelder hier ein Ende setzen könnte. Oder wenn man etwas mehr Geld für die Verpflegung in den Heimen zur Verfügung hätte. Die Hausleitung hat pro Person und pro Tag mal schlappe zweieurofünfzig (€ 2,50!!) für Nahrungsmittel im Kassenbeutel. Das sind pro Monat 75,00 Euro. Dem entsprechend sieht die Nahrung aus. Nun, es dürfte klar sein, dass ich zu diesen Produkten nicht *Nahrung* sagen kann. Der Heimplatz kostet 4.500,00 Euro. Das heißt im Klartext, dass nur etwa 1,7 % für die Ernährung zur Verfügung stehen!! Der Personalschlüssel ist auch recht knapp. Da frag ich mich ja schon, was es wichtiges gibt, die Gelder einzusetzen. Es brauchen nur ein paar Leute mitzumachen. Ich werde es im Auge behalten…

***

Zu guter Letzt

erlaube ich mir, dir noch einen weiteren Teil meiner Arbeit zu zeigen.
Ich lade dich ein, etwas mehr über deinen nicht sichtbaren Körper, die Aura, zu erfahren.

Es besteht auch in der Wissenschaft kein Zweifel daran, dass Leben ohne Lichtphotonen nicht möglich ist. Ein Mensch kann länger ohne Nahrung auskommen als ohne Licht. In einer Kerkerzelle ohne Licht würde er nicht überleben, selbst dann, wenn er Nahrung bekäme. Jede einzelne Körperzelle braucht also alle Spektren des Lichts. Wie kommt das Licht nun in die Zellen, wo es doch im Körperinneren dunkel ist? Gibt es da einen Schalter?

Nun, wenn man sich – so wie ich – gelegentlich zwischen den Welten aufhält, dann nimmt man so einiges wahr. Unser Körper ist umgeben von einem Lichtkörper, der sogenannten Aura. Hier zeigen sich für einen aurasichtigen Betrachter alle Farbspektren. Die Farben sind in ständiger Bewegung und in einem fortlaufenden Wechselspiel – je nach Verfassung eines Menschen. Laura nimmt uns so wahr. Auch Kleinkinder, die noch keinen Meinungsfilter im Verstand ausgebildet haben, sind in dieser Wahrnehmung sensibilisiert. Bei einem gesunden, vitalisierten und fröhlichen Menschen sind die Farben lichtvoll strahlend, bei einem aggressiven oder kranken Menschen zeigen sich die Farben dunkler, zerrissen oder lückenhaft. Ich glaube, bis hierhin kann mir jeder folgen. Übrigens: Wenn jemand nicht die Wahrheit spricht, dann ist das in seinem Lichtkörper sichtbar!
Wäre doch mal spannend vor Gericht, oder?

In diesem nicht sichtbaren Raum spielen sich sämtliche Schwingungsfelder ab. Das ist der Grund, warum Resonanztherapien funktionieren, warum Tensor funktioniert etc. Entweder geht dein System in übereinstimmende Resonanz oder nicht.

Manche Menschen kommen extra, um eine Aurasitzung zu erhalten und sagen: „Ich weiß zwar nicht, was Sie da machen, aber ich fühle mich großartig." Das hätte ich ohne Laura vermutlich nie gelernt. Die Ausbildung half mir zudem, meine Wahrnehmungen zu vertiefen und zu ordnen.

Kommen wir zu den Eintritt- und Austrittstellen des Lichtes, den sogenannten Chakren. Über die Chakren sind wir mit dem universellen Licht verbunden. Im Ursprung ist jede Zelle Licht, denn aus dem Licht entsteht die Welle, aus der Welle das subatomare Teilchen, aus diesem das Atom, dann die belebten und nicht belebten Teilchen, Bakterien und schließlich die erste Keimzelle, aus denen dann nachher die Babys wachsen, diese wunderbaren Wesen. Nach dem Tode geht ein Teil von uns, den wir Seele nennen, dorthin zurück. Der Rest zerfällt. Wir alle sind spirituelle Wesen, die auf der Erde eine Zeit durchleben und Fähigkeiten in uns erkennen, die es gilt, in Würde zu erhalten. Leben ist ein Netzwerk, immer mit allem verbunden und ständig von außen beeinfluss- und veränderbar.
Schon Goethe soll gesagt haben:
„Keines ist ein Eins, Eines ist ein Vieles."
Hast du schon mal einen Beinahtod erlebt oder mit jemandem gesprochen, der ein solches Erlebnis hatte? Hier ist die Quelle von allem, was ist. Hier ist es wunderschön!!!

Völlige Entspannung erlebst du nur bei harmonischen Frequenzen. Mozart und Bach wussten das und haben uns mit ihrer Musik diese harmonischen Frequenzen bewusst oder unbewusst zugänglich gemacht. Die wundervollen Gregorianischen Gesänge gehören auch dazu. Tomatis bedient sich dieser Erkenntnis bei seinem therapeutischen Wahrnehmungstraining über die Ohren.

Ich meditiere jeden Tag. In tiefster Meditation kann ich überall hin. Wir müssen nicht warten bis zum Tod, sondern wir können uns auch den Himmel hinunter zur Erde holen. Ein bewussteres Leben ist da schon mal ein guter Anfang. Du kannst dir den Himmel auf Erden schaffen. Du kannst dir das Paradies zurückholen...

Von den sieben Hauptchakren werden viele Leser schon gehört haben. Sie zeigen sich im Lichtfeld wie trichterförmige Verwirbelungen an vorgegebenen Körperstellen.

Hier komme ich zu einer wichtigen Kernaussage bezüglich unseres Hormonsystems: Das Hormonsystem ist ein in sich zusammenhängendes System, das einem gewissen Regelkreislauf unterliegt. Es ist unser Rhythmusgeber. In dieser Zeit haben viele Menschen ihren geordneten Rhythmus verloren. Eine Entschleunigung wird manchmal erst über Krankheit möglich.

Das Interessante, für mich vor Jahren noch Unbegreifliche, liegt darin, dass die Chakren genau dort angelegt sind, wo sich unsere Hormondrüsen befinden. Über das Drüsensystem sind wir also direkt mit dem sich stets verändernden Lichtfeld verbunden.

Je nach Konstitution sind die Qualitäten der einzelnen Chakren unterschiedlich ausgebildet. Beim Baby ist das 7. Chakra sehr lichtvoll, es liegt genau an der empfindlichen Fontanella. Die zugehörige Drüse ist der Hypothalamus, der sogenannte Chef der Hormone. Er liegt auf der gedachten Linie zwischen drittem Auge und der Schädelbasis, ist etwa so klein wir der Nagel deines kleinen Fingers. Hier drin liegt das gesamte Steuerungssystem unserer Lebensfunktionen, wie Atmung, Herzschlag, Schlaf, Verdauung, Sexualität, das Nervensystem, und über die Hypophyse wird der gesamte Regelkreis der hormonellen Drüsen kontrolliert.

Auf Heiligenbildern sieht man den „Heiligenschein" abgebildet. Es müssen aurasichtige Menschen gewesen sein, die diese Bilder gemalt haben. So ungefähr sehen gesunde Babys aus. Ihr Lichtfeld erscheint gelblich orange, optimalerweise um den ganzen Körper herum.
Nach frühkindlichen Impfungen nehme ich den Lichtkreis leider anders wahr. Hypothalamus und Hypophyse reagieren äußerst empfindlich auf geopathische Felder, elektromagnetische Strahlung und Oberleitungen der Bahn. Sie stören das zentrale Nervensystem, auch nachts. Richtfunkstrecken gehen durch die Wohnungen. Das lässt sich nicht mehr verhindern. Darum ist es günstig, wenn wir darauf mit Gegenmaßnahmen antworten. Es gibt Mütter, die ihr Handy in den Kinderwagen legen. Wenn ich das sehe, stehe ich jedes Mal vor der Frage: „Sag ich jetzt was oder halte ich die Klappe?"

Das Wachstum außerhalb des Mutterleibes beginnt. Nach einem Jahr bildet sich das 6. Chakra stärker aus, als drittes

116

Auge bekannt. Hier sind Hypophyse und Zirbeldrüse zugeordnet, die Gefühle, die Intuition. Das Kind beginnt, sich und andere als Du/Ich zu definieren.

Im 5. Chakra liegt die Schilddrüse, der Ort der Sprache. Im dritten Lebensjahr lernen Kinder die vollständige Sprache. Die Schilddrüse ist eine unserer empfindlichsten Drüsen, da sie wie eine Satellitenschüssel die Hauptbelastung der Strahlen einfängt. Sie ist als Selenspeicher zwar dazu ausgerüstet, insbesondere Strahlen- und Metallbelastungen zu neutralisieren, aber den meisten Menschen fehlt Selen, da sie ja so viel verbrauchen. Man sagt ihnen, sie brauchen Jod. Ich bin kein großer Freund der Zwangsjodierung, auch wenn die Wissenschaft – in diesem Falle die Auftragswissenschaft – was anderes sagt.

Mein Zahnarzt weiß, dass er keine Amalgamsanierung ohne Natriumselenit und ohne eine bestimmte schwefelhaltige Aminosäure machen darf und optional den Menschen Zellnahrung anbieten sollte. Aus meiner Sicht ist das sogar zwingend!

Hast du schon mal beobachtet, wie viele Menschen an der Schilddrüse operiert sind oder Tabletten einnehmen? Es werden von Jahr zu Jahr mehr. Wieso eigentlich?

Hinter dem 4. Charka liegt etwa in Herzhöhe die Thymusdrüse. Im Kindesalter dient sie vorwiegend der Bildung unserer Wachstumshormone. Im Erwachsenenalter formt sie sich in fetthaltigeres Gewebe um und dient vor allem unserem Immunsystem.

In ihr werden bestimmte Abwehrzellen geschult und lernen, zwischen körpereigenen und fremden Zellen zu unterscheiden. Das Kind kommt in den Kindergarten und kann Immunität bestens trainieren.

Das 3. Chakra ist in Magenhöhe sichtbar, auch Sternum genannt, und geht in die Bauchspeicheldrüse (Pankreas). Das Kind ist nun im fünften Lebensjahr und bildet dieses Chakra stärker aus. Es sollte inzwischen alles essen und verdauen können. An dieser Stelle sind wir sehr empfindlich, ein Fausthieb – sowohl real als auch verbal – kann hier ziemlich k. o. machen: „Es schlägt mir auf den Magen."

Die Pankreas sehe ich auch als sehr empfindliche Drüse, die sehr hohen Belastungen ausgesetzt ist. Die Zucker- und Kohlenhydratesser werden schon im Kindesalter gezüchtet. Eine Erkrankung bleibt zunächst oft unerkannt und hat meist verheerende Folgen.

Im 2. Chakra liegen die Nebennieren, die in stressigen Zeiten leicht erschöpfen und noch wenig Beachtung finden. Das Kind beginnt mit der Stärkung des Selbstbewusstseins zur Schulreife heranzuwachsen, bis es schließlich mit der Reifung des Wurzelchakras vollständig inkarniert ist und für weitere sieben Jahre heranwächst. Danach kommt der Albtraum vieler Eltern ... bis schon ab Mitte zwanzig der Alterungsprozess beginnt. So nehme ich das „Wunderwerk Mensch" wahr.

Darin liegt für mich der Grund, mit dem Hormonsystem besonders sorgsam umzugehen und Hormonmimics – also alle Stoffe, die den Hormonhaushalt stören, möglichst zu vermeiden. Hormonbehandlungen gehören in die Hände erfahrener, über den Tellerrand guckender Ärzte. Einen

Endokrinologen habe ich auf den Kongressen zwar noch nicht gesehen, aber das wird sich hoffentlich noch ereignen.

Nach den mir vorliegenden Erfahrungen kann ich zusammenfassen: Wenn homöopathisch aufbereitete Informationsträger sauber hergestellt sind, dann können sie in der richtigen Potenz sehr wohl wahre Wunder vollbringen, nicht nur im Hormonsystem.

Unsere Stoffwechselgruppen können ein Lied davon singen.

Solche Bücher mag ich   ...

Gabi Steiner: Von Mensch zu Mensch

Ulrike Martin: Glaubenssatz – Erfolgszerstörer oder Lebensspirit

Dr. Petra Wenzel: Die Vitalstoffentscheidung

Dr. Petra Wenzel: Schlau gelaunt

Andreas Jopp: Risikofaktor Vitaminmangel

Andreas Jopp, Dr. Ulrich Strunz: Fit durch Fett

Christian Fischer: Demokratisches Manifest

Anne Simons: Gesund länger leben durch OPC

Frank Liebke: MSM – Eine Super Substanz der Natur

Robert Betz: Raus aus den alten Schuhen (auch all seine CDs sind empfehlenswert)

Donald Walsh: Gespräche mit Gott

Eckhart Tolle: Eine neue Erde

Richard Poe: Wave 4 Network Marketing im 21. Jahrhundert

Barbara Simonsohn: Hyperaktivität

Robert Merkel: Die Lösung – Für Menschen, die mit einer neuen Geschäftsform mehr aus ihrem Leben machen möchten

Nick Lötscher: Der Ausstieg aus dem Hamsterrad
Gregg Braden: Im Einklang mit der göttlichen Matrix

Bruce Lipton: Intelligente Zellen – Wie Erfahrungen unsere Gene steuern

Bruce Lipton: Der Honeymoon-Effekt – Liebe geht durch die Zellen

Bert Ehgartner: Dirty Little Sekret – Die Akte Aluminium

Todd Burrier: Die Methode I und II

Bert Hellinger: Die Mitte fühlt sich leicht an

Marianne Williamson: Rückkehr zur Liebe

Byron Katie: The Work

Grazyna Fosar und Franz Bludorf: Vernetzte Intelligenz

John R. Lee: Natürliches Progesteron

Deepak Chopra: Mit dem Herzen führen

- **No go's**
-
- Süßstoff – außer Stevia (generell wenig Zucker)
- Margarine – egal welche Versprechen draufstehen
- Transfette – Chips und Co., fettes Fleisch, Wurst, wohl aber kalt gepresste Öle, je nach Typ reines Kokosöl (bildet Ketonkörper zu Energiegewinnung und heizt die Mitochondrienfunktion an)
- wenig Weizen – eher Dinkel-Vollkorn, Hirse, Amaranth, Quinoa
- Deos mit Aluminiumsalzen – Aluminium generell (schädigt vor allem Hirn u. Nieren)
- Plastikflaschen – Weichmacher verändern dein Hormonsystem
- Kosmetik – chem. Zusatzstoffe, Erdöl, Blei, Kadmium etc.
- gespritztes Obst und Gemüse – Herbizide, Pestizide, Fungizide etc.
- Kochsalz – ist pures Natriumchlorid, hier sind keine Mineralstoffe mehr drin. Wohl aber unbedingt Natursalze nehmen, z. B. Himalaya, Steinsalze , Sole
- Fleisch aus Massentierhaltung ist ein absolutes TABU
- Nahrungsergänzung – synthetisch hergestellt
- WLAN – versuch's einfach mal ohne